まずは行ってみよう！
一般開業医のための
訪問歯科診療入門

高橋英登　編著代表

岩部弘昌・山口弘志・遠山佳之・坂入大介　編著

岩田美穂子・松浦由佳・岩間さおり　著

第2版

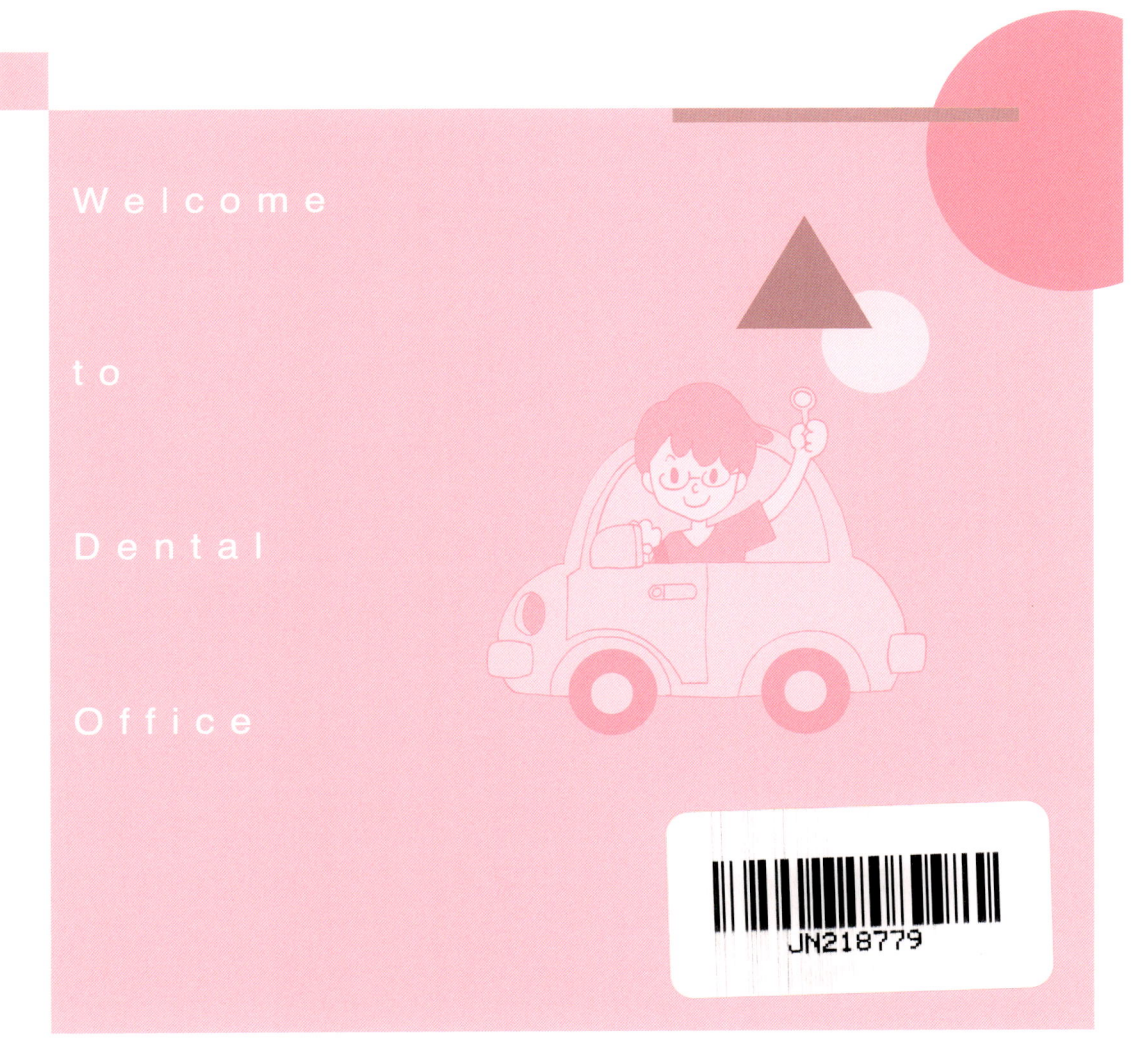

Welcome

to

Dental

Office

JN218779

医歯薬出版株式会社

▶執筆協力者

大竹　康成（田中歯科医院・歯科医師）

小西　　尚（落合歯科医院・歯科医師）

筋野　真紀（すじの歯科クリニック・歯科衛生士）

石田　恵子（井荻歯科医院・歯科助手）

内山　青子（井荻歯科医院・受付事務）

対馬　ゆか（井荻歯科医院・歯科助手／イラスト）

幸　　圭子（井荻歯科医院・歯科衛生士）

This book was originally published in Japanese
under the title of :

Welcome to Dental Office

MAZUWA ITTEMIYO! IPPAN KAIGYOI-NO TAMENO HOMONSHIKA SHINRYO NYUMON DAI-NI HAN
(Just do it! An Introduction to home-visit dental treatment for general practitioner 2nd ed.)

Editor :
TAKAHASHI, Hideto
　　Director of Iogi Dental Clinic

© 2013　1st ed.
© 2018　2nd ed.

ISHIYAKU PUBLISHERS, INC.
　7-10, Honkomagome 1 chome, Bunkyo-ku,
　Tokyo 113-8612, Japan

訪問診療の輪を広げよう

　歯科医師として一番の幸せを感じられること，そして歯科医師冥利につきることは，患者さんから喜ばれ感謝されることでしょう．私たちは患者さんからの「ありがとう」に背を押されて診療をしていると言っても過言ではないように思います．

　超高齢社会を迎えたわが国のこれからの歯科医師の仕事として，「生涯自分の口からおいしく食べる！」という，人として当然の願いをかなえてさしあげることが，そして「終生あなたのお口の健康は私が守ります！」という姿勢を示し続けることが，患者さんとの信頼を築くうえでの「礎」となると考えています．

　私も開業してほぼ40年が経ち，たとえば50歳から診ている患者さんは90歳になります．当然のことながら認知症を患っている方，運動機能の低下によりお家から出られなくなってしまった方，寝たきりになってしまった方もおられて，そうした患者さんはそれぞれの暮らしの場で歯科治療や口腔ケアを待ち望んでいるのです．そして，行動の範囲がせまくなってしまった方々は，いっそう食べることに楽しみを求め，終生自分の口からおいしく食べたいと切望しているのです．

　これぞ歯科医師の出番‼　歯科医師冥利につきる仕事がここにあるのではないでしょうか？

　私たちは，ニーズがあり，患者さんが求めてくださっているのであれば，患家へ出向き，必要な治療を行い，おいしく食べられるようにしてさしあげる，誤嚥を防ぎ，摂食機能を低下させないようトレーニング法をお伝えする，唾液腺機能を低下させないよう唾液腺マッサージをする等々の役割を果たす必要があります．これらは「かかりつけ歯科医師」として「当然すべきこと」「歯科医師としての責務」だと考えています．

　「あなたの "食" は私が生涯守ります！」これほど患者さんにとってインパクトのある言葉はないはずです．そして，これを追求することは，歯科医師としての矜持なのです．

　本書は，訪問歯科の専門ではない一般の歯科医院が，患者さんから求められ，迷い悩みながら一歩一歩訪問歯科に参画し，大変ではあるけれど，患者さん，そしてそのご家族から喜ばれ，感謝され，やりがいのある訪問診療を行ってきた実践記録でもあります．理想をいえばきりがありませんが，まずは出かけてみて，在宅の患者さんとふれあうことをはじめてみませんか？

　これまでの通院できる患者さんだけを診ていた時代から脱却して，「在宅」という「無歯科医地域」を放置せず，全身の健康状態に大きな影響をもつ口腔を少しでもよい状態にすべく，訪問診療に取り組む歯科医師，歯科医院の輪が広がることを心から願っています．

　2018年　盛夏

高橋英登

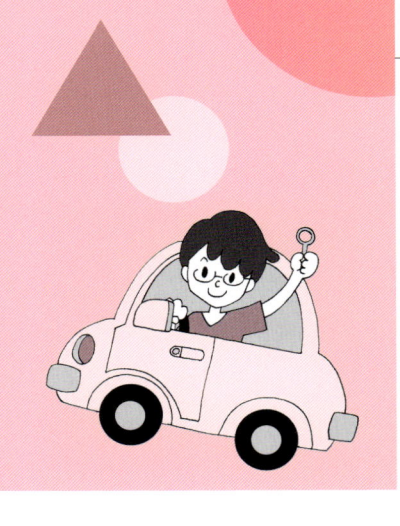

Welcome to Dental Office

もくじ

第1編 なぜ，いま，訪問診療なのか

1章 この国の行方 ········· 10
- 日本の人口構造 ········· 10
- 平均寿命と健康寿命 ········· 10
- 医療費や介護給付の自然増 ········· 10

2章 医療の転換 ········· 12
- 急性疾患から慢性疾患へ ········· 12
- 介護保険 ········· 12

3章 歯科の現場では ········· 14
- 診療室の現状 ········· 14
- これから目指すべきは？ ········· 14

4章 発想の転換が必要 ········· 16
- 社会のニーズに応えているだろうか？ ········· 16
- 「治す」から「守る」へ ········· 16
- メインテナンスは21世紀の医療 ········· 16

5章 歯科医師は真のかかりつけ医 ········· 18
- 「一生あなたの歯を守ります」という決意 ········· 18
- 「はじめの一歩」を踏み出してみよう ········· 18
- これ，どうしたらよい？ ········· 19

6章 構えずにまずは行ってみよう ········· 20
- 最小限の器材でスタート ········· 20
- 全身疾患についての理解 ········· 20

■喜んでもらえるのは? ……………………………………………………… 21
■訪問診療の基本方針と，費用を請求することの意味 ……………………… 21

7章 地域で信頼される歯科医院に/地域ネットワークへの参加 ……… 22
■地域の歯科医院に ………………………………………………………… 22
■歯科的支援を地域に届ける ……………………………………………… 22

第2編 訪問診療事務の基礎知識

1章 訪問診療前の情報収集 ……………………………………………… 26
■訪問診療の依頼 …………………………………………………………… 26
■依頼を受けたら聞いておくこと ………………………………………… 26
■地理的条件と訪問可能な施設 …………………………………………… 28

2章 具体的なステップ …………………………………………………… 30
■訪問の日時を決定するまで ……………………………………………… 30
■訪問前日の確認事項 ……………………………………………………… 30
■当日（初診時）の事務手続きのチェックポイント …………………… 32
■2回目以降の手続き ……………………………………………………… 32

3章 訪問先から戻ってきたら/各種文書の作成 ……………………… 34
■文書作成チェックリスト ………………………………………………… 34
■作成が必要な文書 ………………………………………………………… 34

4章 訪問診療の保険制度とは …………………………………………… 40
■訪問診療の保険請求のしくみ …………………………………………… 40
■居宅療養管理指導とは …………………………………………………… 40
■訪問診療の医療保険・介護保険の請求項目 …………………………… 41

5章 医療保険・介護保険の請求 ………………………………………… 44
■医療証の確認 ……………………………………………………………… 44
■請求先 ……………………………………………………………………… 44
■請求書式 …………………………………………………………………… 45

6章 医療保険・介護保険 Q&A ………………………………………… 46
■よくある質問 ……………………………………………………………… 46
■医療保険 Q&A …………………………………………………………… 46
■介護保険 Q&A …………………………………………………………… 49

第3編 前準備と訪問診療 Q&A

1章 在宅で行う診療行為 ································ 54
■ どんなことをすればよいのか？ ···················· 54
■ 最低これだけは準備したい ························· 55

2章 器材の準備 ···································· 58
■ 各診療に必要な器材 ······························ 58
■ 目的別必要器材 ·································· 58
■ ステップアップした場合の器材の一例 ················ 62

3章 こんなことが不安/訪問診療 Q&A ················ 64
■ はじめての訪問診療 ······························ 64
■ こんな場合はどうするか？ ························· 64

第4編 行ってみよう！ 訪問診療

1章 患者さんの状態の把握 ························ 70
■ 診療時の患者さんの体位は？ ······················ 70
■ うがいはできるのか？ ···························· 70
■ 急に患者さんの具合が悪くなったら？ ················ 70

2章 行ってみました訪問診療 ······················ 72
■ はじめての訪問診療 ······························ 72
■ 事例にみる訪問診療の流れ ························· 72

3章 当院の訪問診療の現在 ························ 82
■ さらなる診療内容の充実 ··························· 82

第5編 全身疾患について知っておこう

1章 全身疾患の理解をどうするか？ ················ 86
■ 訪問診療と全身疾患 ······························ 86
■ 事前の情報取得 ·································· 86
■ 緊急事態のために ······························· 87

2章 虚血性心疾患（狭心症・心筋梗塞）·················· 88
- ■こんな病気 ··· 88
- ■訪問診療時の注意点 ································· 88
- ■その他の注意点 ····································· 89

3章 脳血管障害（脳卒中）·························· 90
- ■こんな病気 ··· 90
- ■訪問診療時の注意点 ································· 90

4章 糖尿病 ······································· 92
- ■こんな病気 ··· 92
- ■訪問診療時の注意点 ································· 92

5章 高血圧 ······································· 94
- ■こんな病気 ··· 94
- ■訪問診療時の注意点 ································· 94
- ■その他の注意点 ····································· 95

6章 認知症 ······································· 96
- ■こんな病気 ··· 96
- ■訪問診療時の注意点 ································· 96

7章 喘 息 ······································· 97
- ■こんな病気 ··· 97
- ■訪問診療時の注意点 ································· 97

8章 骨粗鬆症とビスフォスフォネート使用患者 ·········· 98
- ■こんな病気 ··· 98
- ■訪問診療時の注意点 ································· 98
- ■その他の注意点 ····································· 98

訪問診療に携わってみて ······························· 100

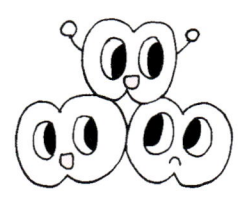

第 1 編

なぜ，いま，訪問診療なのか

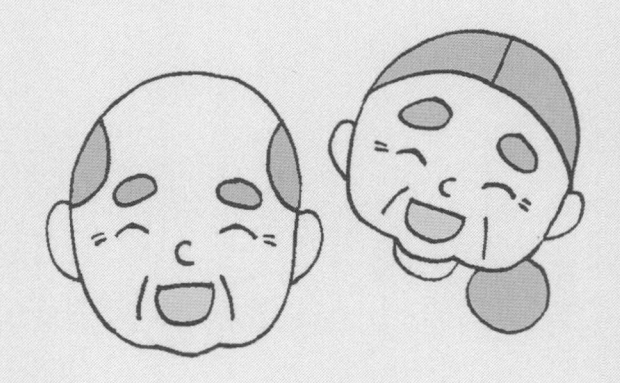

🏠 日本の人口構造

『国民衛生の動向』に示されている「年齢3区分別人口構成割合の推移」を見ると，日本はこの先半世紀以上にわたり，高齢化への道をたどっていくことはまちがいのない事実のようです．

すでに20世紀末に，老年人口（65歳以上）と年少人口（0〜14歳）が逆転し，年少人口は2015年は12.5%でしたが2065年には10.2%と予測されています．一方，老年人口は恐ろしい勢いで増加していて，2005年にはすでに5人に1人が65歳以上という現実が到来し，現在は4人に1人，さらに2065年には38.4%になると推定されています（平成29年推計）．否応なく「超高齢社会」を直視しなくてはならない状況なのです（図1, 2）．

🏠 平均寿命と健康寿命

日本人の平均寿命は，男性80.98歳，女性87.14歳（2016年現在）です．世界一の座は香港となったものの，世界有数の長寿国です．しかし最近は，平均寿命でなく，「制限なく健康に日常生活を送ることができる期間」を示す「健康寿命」への関心が高まっています．厚生労働省は，男性72.14歳，女性74.79歳という「健康寿命」を示しています（2016年現在）．

つまり，「死ぬまでに，健康に日常生活を送れない期間が相当ある（男性で9年弱，女性で13年弱）」ということです．

この期間をなんとか短くしたい，自立した生活を送りたいとは誰しもが思うところですが，これが現実であるなら，少なくとも「より軽度な制限」であることが望まれます．

🏠 医療費や介護給付の自然増

年間医療費の総額はおおよそ42兆円弱（2015年）ですが，高齢者の受療をみると，図3, 4に示すように，若年者に比べて入院・外来とも受診率は格段に高いので，老年人口が増えれば医療費の自然増は避けられません．

国は医療費の総額抑制に向けて，さまざまな施策を講じていますが，その一つが2000年からスタートした介護保険制度です．入院しないで，施設や在宅で療養することはもはや特殊な事例ではなく，それを視点に入れて歯科医療も考えなくてはならない時代なのです．

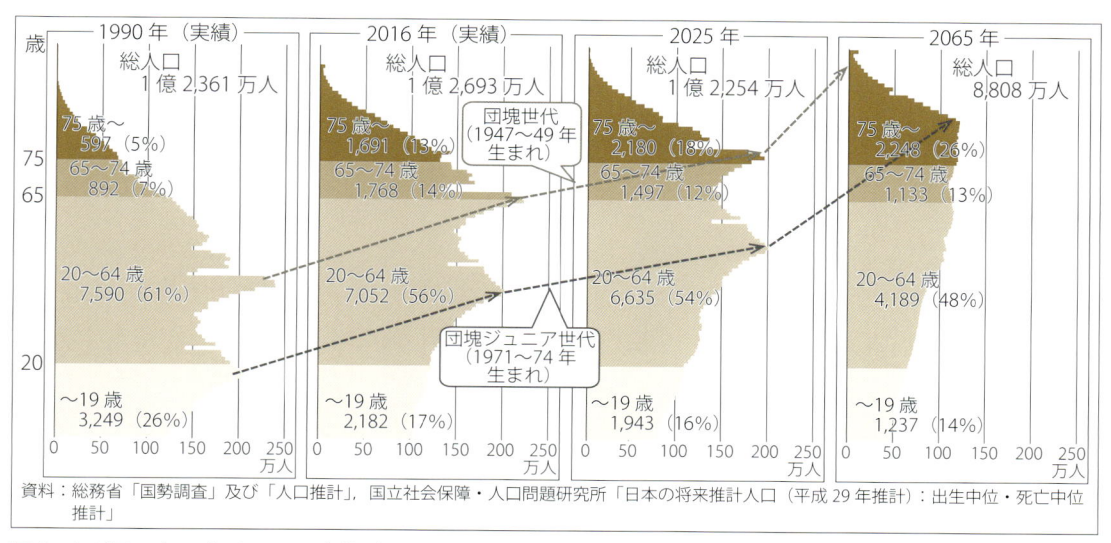

図1 わが国の人口ピラミッドの変化（厚生労働省）
・団塊の世代が全て75歳となる2025年には，75歳以上が全人口の18%となる.
・2065年には，人口は8,808万人にまで減少するが，一方で，65歳以上は全人口の約38%となる.

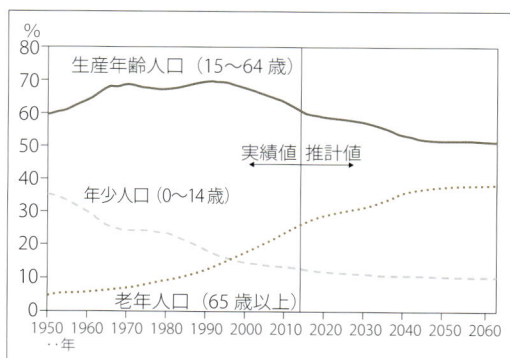

資料：1950〜2015年は総務省統計局「国勢調査報告」，2016年以降は国立社会保障・人口問題研究所「日本の将来推計人口」（平成29年推計）の推計値（出生中位・死亡中位仮定）

図2 年齢3区分別人口構成割合の推移と予測

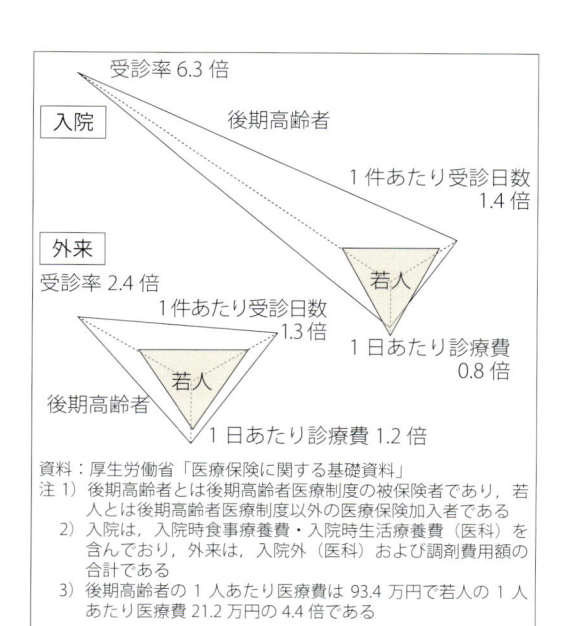

資料：厚生労働省「医療保険に関する基礎資料」
注1）後期高齢者とは後期高齢者医療制度の被保険者であり，若人とは後期高齢者医療制度以外の医療保険加入者である
2）入院は，入院時食事療養費・入院時生活療養費（医科）を含んでおり，外来は，入院外（医科）および調剤費用額の合計である
3）後期高齢者の1人あたり医療費は93.4万円で若人の1人あたり医療費21.2万円の4.4倍である

図3 医療費3要素の比較（平成26年度）

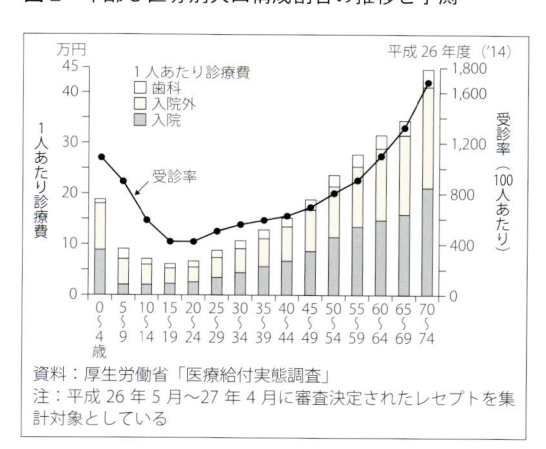

資料：厚生労働省「医療給付実態調査」
注：平成26年5月〜27年4月に審査決定されたレセプトを集計対象としている

図4 国民健康保険の1人あたり診療費と受診率（市町村＋国保組合，平成26年度）

🏠 急性疾患から慢性疾患へ

医療は，前項でふれたような人口動態，そして疾病構造の変化に追従して，変化を遂げるものでしょう．

かつての受療では，感染症の割合が高く，公衆衛生の面でも伝染病対策にその主力が注がれてきました．日本各地に結核療養所があり，また赤痢などの伝染病が多くの命を奪っていたからです．しかし，衛生状態や栄養の改善，そして効果的な治療法の確立などによって，感染症での死亡率は劇的に下がり，やがて急性疾患への対応から慢性疾患への対応へと医療の中心が変化してきました．

現在いわれている悪性新生物，心疾患，脳血管疾患という「三大死因」の全死亡における割合は，1950年には1/4にも満たなかったのですが，30年後の1980年には61.9%と，わずか30年で大きく疾病構造が変化したのです（図5）.

さらに約30年後では，三大疾患による死亡率は2016年で54.3%（悪性新生物29.8%，心疾患15.8%，脳血管疾患8.7%）と，高率ではあるものの，どれもが減少傾向にあります．

悪性新生物の年齢調整死亡率は微減ですが，救急救命の進歩などにより脳血管疾患を直接の死因とする死亡者は，男性の場合，1970年には人口10万人あたり350人だったものが，2008年には50人と大きく変化しました．心疾患は1990年の20.2%をピークに，1995年までに15%代まで大きく下がりましたが，その後は微減です．

これに次ぐ死因の3位は，口腔ケアとも関係する肺炎で，徐々に増加しており，2016年現在9.1%，5位の老衰は7.1%です．

こうした変化も，人口構成の影響を示しているのではないでしょうか？

🏠 介護保険

表1は「日常生活に影響のある者」の年齢比率ですが，70歳以上では高率です．こうした背景もあって，昭和40年代から行われていた訪問介護が，さまざまな変遷を経て，2000年に「介護保険法」の施行によって在宅サービスの一つとして位置づけられました．「居宅において，能力に応じて自立した生活を営めるよう支援し，心身の機能の維持回復を目指す」と制度の意義が述べられていますが，高齢者医療費の抑制が，その大きな目的であることも事実でしょう（図6）.

2015年現在，全国に9,508カ所の訪問看護ステーションがあり，

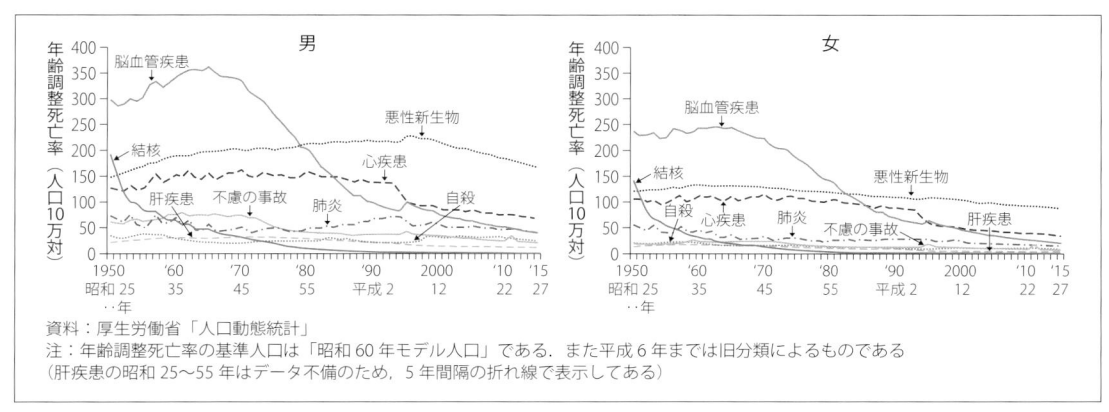

資料：厚生労働省「人口動態統計」
注：年齢調整死亡率の基準人口は「昭和60年モデル人口」である．また平成6年までは旧分類によるものである
（肝疾患の昭和25～55年はデータ不備のため，5年間隔の折れ線で表示してある）

図5　性・主要死因別にみた年齢調整死亡率（人口10万対）の推移

表1　日常生活に影響のある者率（6歳以上・人口千対），日常生活影響の事柄（複数回答）・性・年齢（5歳階級）別（平成28年）

	日常生活に影響のある者					
		日常生活影響の事柄（複数回答）				
	日常生活動作	外出	仕事・家事・学業	運動	その他
総数	126.0	49.4	46.6	55.1	43.9	17.7
男	113.1	42.7	36.2	42.9	44.2	17.5
女	138.0	55.6	56.1	66.5	43.6	17.9
6～ 9歳	19.7	8.2	4.6	7.2	10.8	4.0
10～14	40.5	10.0	5.4	13.5	26.1	4.8
15～19	38.7	10.0	6.7	14.7	21.3	4.5
20～24	43.6	14.8	11.6	25.9	13.0	6.5
25～29	56.0	18.5	16.6	35.4	16.4	9.4
30～34	59.7	18.1	17.0	36.1	18.1	8.5
35～39	66.7	20.7	19.9	39.7	21.8	10.3
40～44	69.5	20.0	18.2	40.8	23.1	11.8
45～49	83.6	24.4	20.0	49.3	28.0	13.5
50～54	101.2	31.4	24.2	56.4	36.9	15.8
55～59	114.4	33.3	27.0	60.4	43.5	17.7
60～64	127.6	41.0	33.5	59.6	48.5	19.7
65～69	147.1	45.6	46.2	58.7	58.1	23.3
70～74	193.2	68.8	68.9	71.4	73.5	30.4
75～79	256.4	105.2	111.5	91.2	89.4	35.2
80～84	346.6	172.7	183.7	132.8	104.1	40.1
85歳以上（再掲）	458.9	295.1	269.3	156.3	120.0	43.6
65歳以上	246.6	111.9	111.8	90.8	82.0	32.2
70歳以上	291.2	141.7	141.3	105.3	92.8	36.2
75歳以上	339.2	177.4	176.6	121.8	102.2	39.0

資料：「国民生活基礎調査（健康票）」
注：1）熊本県を除いたものである．
　　2）日常生活に影響のある者には入院者は含まないが，分母となる世帯人員数には，入院者を含む．
　　3）「総数」には，日常生活影響の事柄不詳を含む．

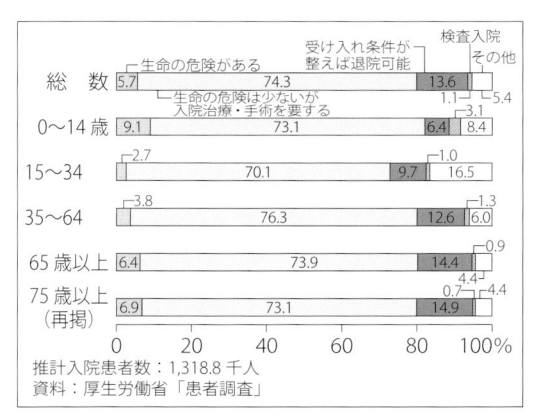

推計入院患者数：1,318.8千人
資料：厚生労働省「患者調査」

図6　重症度の状況別推計入院患者数の構成割合．高齢者の2割以上が社会的入院（平成26年）

36,000人の看護師が56.7万人の利用者にサービス提供を行っています．

🏠 診療室の現状

前2章を見るかぎり，現在ならびに今後の医療を考えるとき，慢性疾患，高齢者にどう対応すべきかは，歯科においても最大のポイントであると筆者は考えているのですが，歯科界の現状はどうでしょうか？

歯の衛生週間（現，歯と口の健康習慣），学校健診などの院外活動，および診療室での齲蝕予防・治療，メインテナンスなどのわれわれの地道な努力により，齲蝕を有する子どもの数は激減し（表2），齲蝕の未処置の数も少なくなっています（図7）．また，そのレベルはともかく，95％以上の人が毎日歯を磨いており（図8），地域差はあるでしょうが，「はじめての齲蝕治療」は減少していると思われます．

歯周病の治療も，歯科衛生士教育の3年制完全実施などを背景に充実してきており，現場の歯科衛生士の歯周治療への貢献は大きく，多くの医院で歯周病への対応ができるようになりました（図9）．

歯科の二大疾患，つまり齲蝕と歯周病については，極端な表現かもしれませんが，現在の歯科医院数をみると，新たなニーズはあまりないといってもよいのではないでしょうか？

もしそうであるなら，かつては歯を残すためにエンドや歯周治療に，より少ない侵襲を目指して接着やCR充塡に，またより高度な欠損補綴としてインプラントに取り組んできたわれわれが，今後，歯科という専門集団として社会貢献していくためには，どこを目指すべきなのかを，遅まきながらでも，いま熟考し，ただちに実践につなげていかなくてはならないと思うのです．

🏠 これから目指すべきは？

大学の講座編成や外来の構成は，上記のような使命感あっての変化を如実に示すものだと感じています．

むし歯洪水の時代を経て現在はどの大学にも小児歯科の講座があります．一方，現時点においては，高齢者にどう対応すべきかは大問題であると思うのですが，少なくとも，「高齢者歯科」を講座名にあげている大学は，筆者の知るかぎり約1/3にとどまっています．

臨床の場でも高齢者の有歯率は年々高くなってきており（表3，図10），喜ばしいことである半面，新たな問題も発生しつつあります．

高齢社会においては，その全身状態などを理解し，ライフサイクルに合わせた，「一生口から食べる」ためのサポートや，脳梗塞などで「口

表2　3歳児1人平均齲歯数の推移

	平15年 ('03)	16 ('04)	17 ('05)	18 ('06)	19 ('07)	20 ('08)	21 ('09)	22 ('10)
総数	1.32	1.24	1.14	1.06	1.00	0.94	0.87	0.80
都道府県	1.47	1.37	1.25	1.17	1.10	1.03	0.96	0.87
政令市・ 特別区	1.06	1.01	0.95	0.88	0.85	0.79	0.74	0.70

資料：厚生労働省「3歳児歯科健康診査結果」

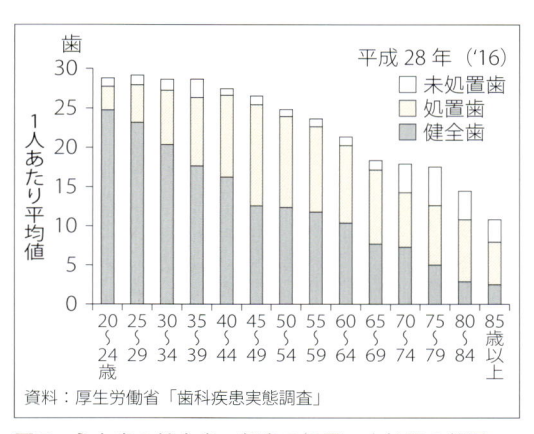

図7　永久歯の健全歯，齲歯の処置・未処置の状況

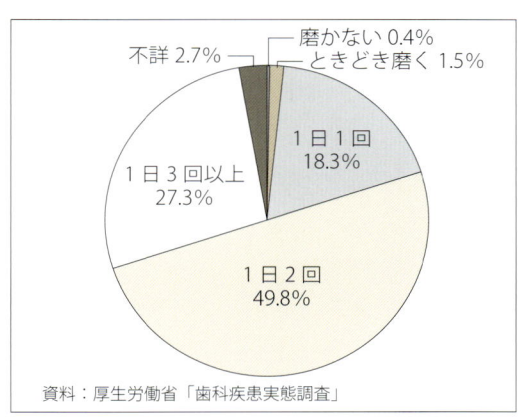

図8　歯磨きの状況（平成28年）

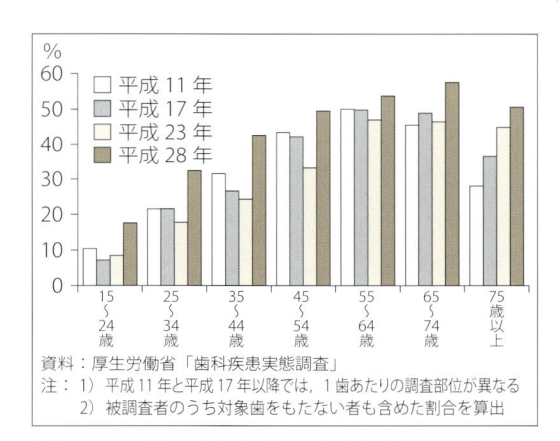

資料：厚生労働省「歯科疾患実態調査」
注：1）平成11年と平成17年以降では，1歯あたりの調査部位が異なる
　　2）被調査者のうち対象歯をもたない者も含めた割合を算出

図9　4mm以上の歯周ポケットをもつ者の年次推移

表3　20本以上の歯を有する者の割合の推移　（単位%）

	平成5年 ('93)	11 ('99)	17 ('05)	23 ('11)	28 ('16)
40〜44歳	92.9	97.1	98.0	98.7	98.8
45〜49	88.1	90.0	95.0	97.1	99.0
50〜54	77.9	84.3	88.9	93.0	95.9
55〜59	67.5	74.6	82.3	85.7	91.3
60〜64	40.9	64.9	70.3	78.4	85.2
65〜69	31.4	48.8	57.1	69.6	73.0
70〜74	25.5	31.9	42.4	52.3	63.4
75〜79	10.0	17.5	27.1	47.6	56.1
80〜84	11.7	13.0	21.1	28.9	44.2
85歳以上	2.8	4.5	8.3	17.0	25.7

資料：厚生労働省「歯科疾患実態調査」

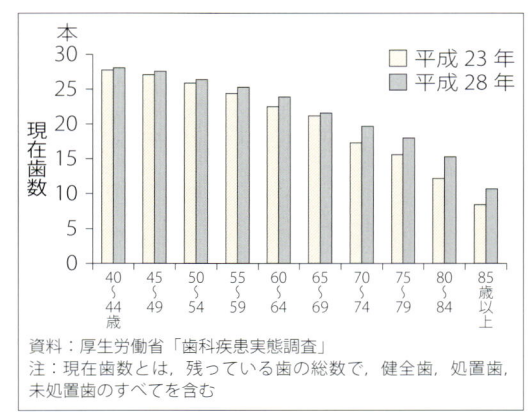

資料：厚生労働省「歯科疾患実態調査」
注：現在歯数とは，残っている歯の総数で，健全歯，処置歯，
未処置歯のすべてを含む

図10　1人平均現在歯数の推移

　から食べる」ことが困難になった方々への対応を積極的に学問として
も構築し，臨床も広くそれを実践すべきことを自覚し，そのうえで歯
科界として社会に訴えるべきなのではないでしょうか？

🏠 社会のニーズに応えているだろうか？

「歯科の二大疾患には，新たなニーズはないのではないか？」と述べましたが，新たな疾病治療の1医院あたりの件数が減少していることは，医院収入の漸減傾向が示しています．その現状に，「収入が伸びない，赤字だ，保険点数をあげよ」と，いくら声をはりあげても，社会も支払機関も厚生労働省も，おいそれと首を縦に振りはしないでしょう．

医科界が，疾病構造，人口構造の変化に追随して大きく変革をしてきたように，歯科界にも変革の波が押し寄せてきているにもかかわらず，われわれがその変化に応じていないがゆえの苦境ととらえてはどうなのでしょう？　かつての結核療養所のように「まだまだ患者はいる」といっているのではないかと不安になるのです．

もちろん医科界も，さまざまな苦難にいまも直面しています．しかしその苦悩は，産科，小児科，救急医療などについては，不十分ながらも「身内」の苦悩にとどまらず，社会的にも「問題」としてとらえられています．

一方，歯科の苦悩は，社会の共感を得られるのでしょうか？

🏠 「治す」から「守る」へ

いま，60代以上の方なら，電気エンジンしかなかった歯科医院を覚えているかもしれません．この4半世紀の歯科の技術的進歩は目覚ましく，主訴の多くは治せるようになり，インプラントにより無歯顎にも理想的な咬合付与さえできるようになりました．

近代歯科医療に接し，学んで，さまざまな「治せない」状態を克服して，この間「治す」ことに大きな喜びを感じてきたわけですが，医療は「治す」こととともに，「悪くしない」ためにも大いに必要とされるのです．慢性疾患や高齢者への対応では，「よくなる」「治る」を目指すことは無理で，「悪くしない」「現状を保つ」ことが，最大の目標であることがしばしばです．

🏠 メインテナンスは21世紀の医療

このことは，実はわれわれの診療室でも，実際に行われているのです．メインテナンスです．1歯であろうと全顎の治療であろうと，いったん望ましい状態に戻せたなら，そこからは基本的には「悪くしないこと」が目標となるわけで，これは，大切な医療活動なのです．

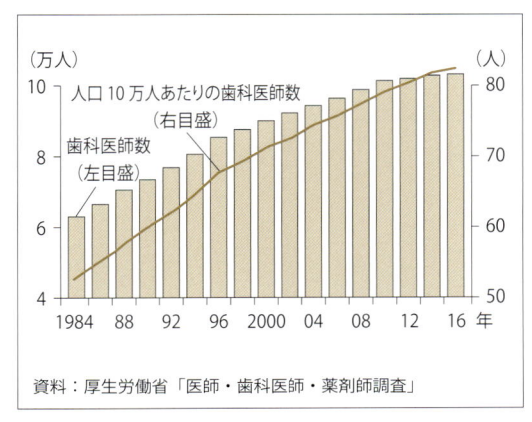

資料：厚生労働省「医師・歯科医師・薬剤師調査」

図 11　歯科医師数の推移

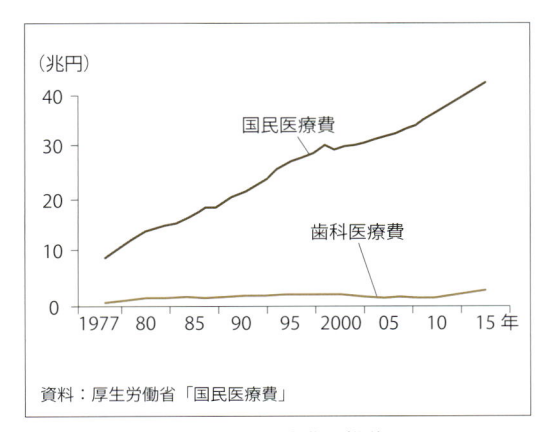

資料：厚生労働省「国民医療費」

図 12　国民医療費と歯科医療費の推移

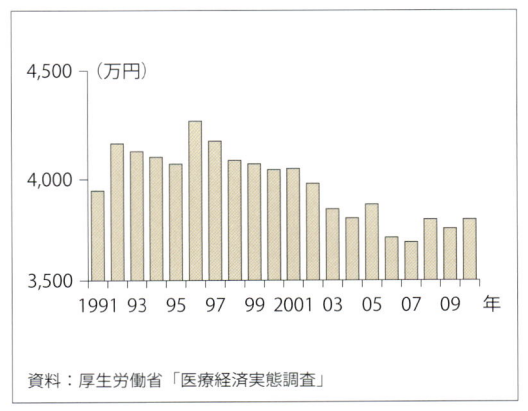

資料：厚生労働省「医療経済実態調査」

図 13　1 歯科診療所あたりの保険収入

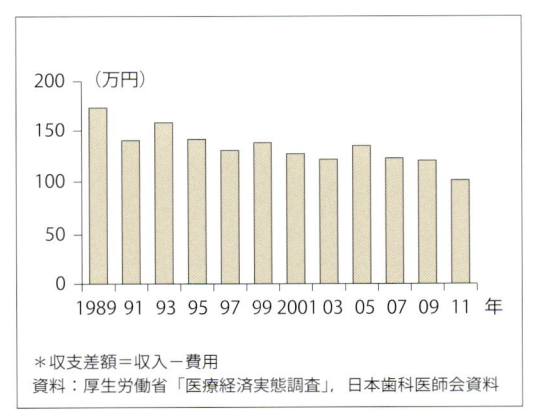

＊収支差額＝収入－費用
資料：厚生労働省「医療経済実態調査」，日本歯科医師会資料

図 14　個人歯科診療所の収支差額（月）の推移

図 15　1 人 10 年あたりの喪失歯数．メインテナンスにより，確実に喪失歯数の減少を図れている（熊本県菊池市開業　林　康博先生のデータによる）

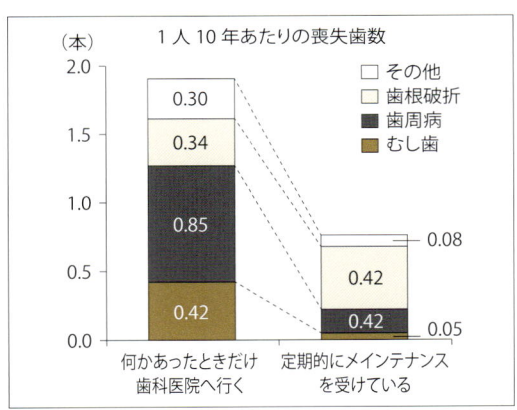

しかしわれわれは，真にその大切さを感じているでしょうか？　歯科衛生士任せで，医院経営としても真剣にその分野を考えていない場合も多いように思うのですが，貴院ではどうでしょうか？

歯科医師は真のかかりつけ医

🏠「一生あなたの歯を守ります」という決意

　医科では「かかりつけ医」の制度は，医療保険や介護保険を使ううえで必須の存在となっています．歯科では思うように「制度の運営」はできていませんが，実際には医科以上に「かかりつけ医」は多いと考えています．

　若い世代の患者さんは，就職，結婚などによってお付き合いが途絶えてしまうかもしれませんが，中年期以降の生活基盤が固まってから通院してくれている患者さんの場合，10 年，20 年と通っている方も多いことと思います．

　そうした方々に，「治療が終われば終了」ではなく，メインテナンス来院を促すことに努力を傾けていれば，信頼関係も深まります．きびしくはありますが，現行の医療保険でも，「悪くしない」医療をなんとか行えると思っています．

　主たる対応者は歯科衛生士になると思いますが，歯科医師が「一生，あなたの歯を守るから……」「食べることに困らないように……」という姿勢を打ち出すことは，社会のニーズにも応え，今日からできる慢性疾患・高齢者医療と向き合う「歯科医療」ではないでしょうか？

　そうした患者さんが高齢，あるいは病気や怪我のために通院困難になったときには，「こちらから伺います」というのは，きわめて自然なことであると考えています．

🏠「はじめの一歩」を踏み出してみよう

　当事者の歯科医師としては，通院してくれていた患者さんからの要請が一番応えやすい「はじめの一歩」だと思いますが，現実には，通院中の患者さんから「父の歯を診てください」といった形で，訪問診療がスタートすることも多いことでしょう．

　どちらにせよ，信頼関係のできているご本人，近親者がいれば，「居宅」という場に出かけていく際の懸念の多くが解消されることでしょう．

　また，「訪問」によって現在の状態を聞き，診察することで，やるべきことが見えてくれば，一度だけ診療室にきてもらうとか，より設備の整った施設にお連れすることも含めて，悩みの解消を図れる場合もあり，すべてを在宅で……と決めつけなくてもよい場合もあると思います．

　この本はそんな「はじめの一歩」をサポートしたいと考えて，執筆したものです．診療環境が整っていないことを除くと，治療の中身自体は，日常の診療となんら変わりはありません．

　以下に記すようないわば些細な不安の解消と，請求上の疑問をクリアして，ぜひ訪問歯科に取り組んでください．

🏠 これ，どうしたらよい？

●訪問とあいさつ

① 訪問先の家が見つかるのか？

② 車が置けなかったら？

③ 何人で行ったらよいのか？

④ スリッパを持っていくのか？

⑤ 誰か立ち会ってくれるのか？

⑥ あいさつはどのように？

⑦ お茶，お菓子，食事，お礼などを出されたらどうするのか？

⑧ トイレに行きたくなったら？

●訪問開始

ⓐ 器具はどこに置くの？

ⓑ 患者さんの体位は？

ⓒ 頭の下に何か敷く？

ⓓ レジンなどの削片を飛散させないためには？

ⓔ うがいはできるの？

ⓕ 急に患者さんの具合が悪くなったら？

ⓖ 照明はどうするの？

●訪問終了

ⅰ 会計はどうするの？

ⅱ 明細領収書をその場で出すの？

ⅲ 保険請求の仕方は？

ⅳ 介護保険とどのようにかかわっているの？

ⅴ 法的には診療を断れるの(依頼の電話が毎日かかってきたら)？

ⅵ 手におえない場合の断り方は？

　以上のような項目は，歯科医師やスタッフの方の「出かけられない」と思う理由と重なったでしょうか？　手続きについては第2編を，診療の実際については，第3，4編を読んでいただきたいと思います．

🏠 最小限の器材でスタート

在宅の患者さんの口腔内は，概して望ましい状態ではありません．何をするにせよ，最初は口腔や義歯の清掃からはじまることが多いのです．一度目の訪問では，患者さんとお話し，困っていることを聞いたり，状況を自分の目で見て，訪問に都合のよい日などについてご家族の意向を聞き，打ち合わせをして2回目以降に必要器材を準備して主訴に応えるといった段取りになることがほとんどです．

あれこれ迷って逡巡するより，まずは訪問していろいろお尋ねしてみて，患者さんの状況（どのくらい治療時間をかけられるのか，座位がとれるのか，うがいが可能かなど）を知ってからでないと，対応可能な処置は決められないと考えています．求めがあったときには，まずは出かけてみましょう．

実際，姿勢保持，照明，器材などの条件が整わない在宅でできることは限られています．義歯の清掃を含めた口腔ケア，合わない・壊れた義歯への対応，欠けた歯の鋭縁の研磨や歯頸部齲蝕などへの簡単な充填，動揺歯の固定，ドライマウスへの対応，簡単な嚥下のトレーニングといったところでしょうか？

🏠 全身疾患についての理解

姿勢をどうとってもらうか？　うがいや照明などをどうするか？　水を使わせてもらう場合どうするか？　など，在宅特有の問題は種々あると思いますが，歯科的な処置はむしろ初歩的な行為が多いので，そう心配することはありません．しかし，在宅でなければならない理由，つまり全身状態については，一定の理解が求められます．

介護をしているご家族，かかわっている訪問看護師さんは，その患者さんの「病気」についてよく知っているわけで，体調の確認や，できる処置（ほとんど出番はありませんが，たとえば局所麻酔）の範囲を確認する場合にも，あまりに歯科医師が無知であると，信頼関係を築くことが難しいことは想像がつくと思います．

ただこれも，診療室の患者さんとは違って，あらかじめ質問することができるので，その方について，少々事前学習をすればよいのです．

遭遇する頻度の多い，糖尿病，高血圧，脳血管障害，心疾患，認知症，骨粗鬆症などについて書かれた参考書を手元に置いておけば，対応は十分可能なのです（第5編参照）．

🏠 喜んでもらえるのは？

　もちろん，訪問診療を望まれるのは，歯科的な主訴があるからなのですが，前述したように「悪くならない」「元に戻す」ために，「心配して歯科医師や歯科衛生士がいろいろ尋ねてくれる」ことを喜んでもらえることも多いのです．「何かを治す」「治療してよくする」ことにこだわりすぎず，「来てもらってよかった」と思ってもらえる対応を最初の目標と考えてはどうでしょう．

🏠 訪問診療の基本方針と，費用を請求することの意味

　厚生労働省は，21世紀の国民健康づくり運動（健康日本21）の九つの項目（栄養・食生活，身体活動・運動，休養・こころの健康づくり，たばこ，アルコール，糖尿病，循環器病，がん）の一つとして「歯の健康」をとりあげ，日本歯科医師会とともに8020運動の積極的な全国展開を図るための事業を行ってきたことは周知の事実です．

　そして，高齢者の介護についても，口腔ケアと誤嚥性肺炎の関係（米山）などもふまえて，かかりつけ歯科医師による訪問診療に期待して，医療保険，介護保険への支払いが行われています．

　しかし現状では，かかりつけ歯科医師の訪問診療は少なく，訪問専門医による請求件数が多くなって，それを嫌ってか，施設基準を満たさない訪問専門医の診療や同一の建物などでの複数人への診療については，点数切り下げが行われています．

　筆者は，かかりつけ歯科医師が，患者さんやそのご家族の訪問診療を行うことが望ましいと考える立場ですが，いわゆる「訪問屋さん」によって，訪問診療の件数が上がっていることが評価される場面もあって，複雑な思いもあります．さらにせっかく訪問診療をしても，「1件だけだから，ボランティアでよい」「請求が面倒なので，無料でOK」というような声を聞くとき，それではみすみす社会の評価を下げ，新しい分野の開拓にもならないのではないかと思うのです．ぜひ，行った訪問診療についての請求についても学んでいただければと思います（第2編参照）．

　はじめは，当院の場合もわからないことだらけでしたが，保険請求を担当するスタッフがチェックリストなどを作ってくれたことで，徐々に理解も進み，事前の手続きや事後の請求などがスムーズにできるようになってきました．

🏠 地域の歯科医院に

　訪問診療も何軒か行くようになると，訪問看護師やケアマネジャー，ヘルパーなどと声を掛け合う場面も自然に増えてきます．ご家族やそうしたスタッフとの信頼が生まれると，新たな依頼が生まれます．地域の医療ネットワークに参加することで，視野が開け，また全身の健康と口腔ケアの関係を理解してもらえる機会も増えると思います．

　本書では，訪問診療の対象者を，高齢者に限って記しましたが，もっと若い，障害をもつ在宅患者の方もおり，そこにも訪問の手を届けなくてはならないはずです．

🏠 歯科的支援を地域に届ける

　正直なところ，往復の時間や，準備，帰ってからの後始末などを含めれば，現状の訪問診療が赤字であることはまちがいないのですが，実践を積むなかで評価が高まれば（あるご家庭では，月に二度の医師の訪問診療で 74,000 円だとか），この分野であれば，それなりの対価も得られるようになるはずだと思っています．

　筆者の持論は，「口から食べることができれば健康寿命を延ばすことができる→それは医療費の削減につながる→それには歯科治療とメインテナンスが必要」というものです．介護保険を使っている方であればなおさら，「現状を守る」「誤嚥性肺炎を防ぐ」ために，積極的に歯科的支援をすべきだと強く思っているのです．

　8020 運動や，セルフケアの向上もあって，日本人の現在歯数は大

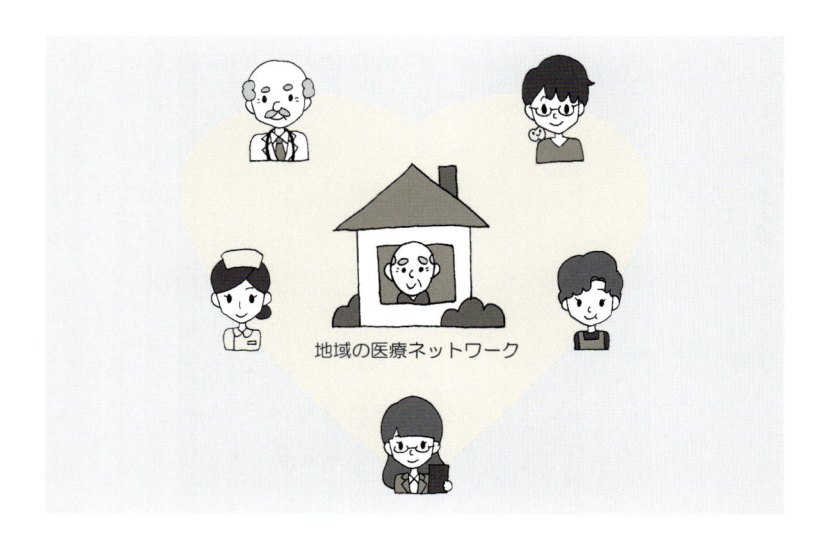

地域の医療ネットワーク

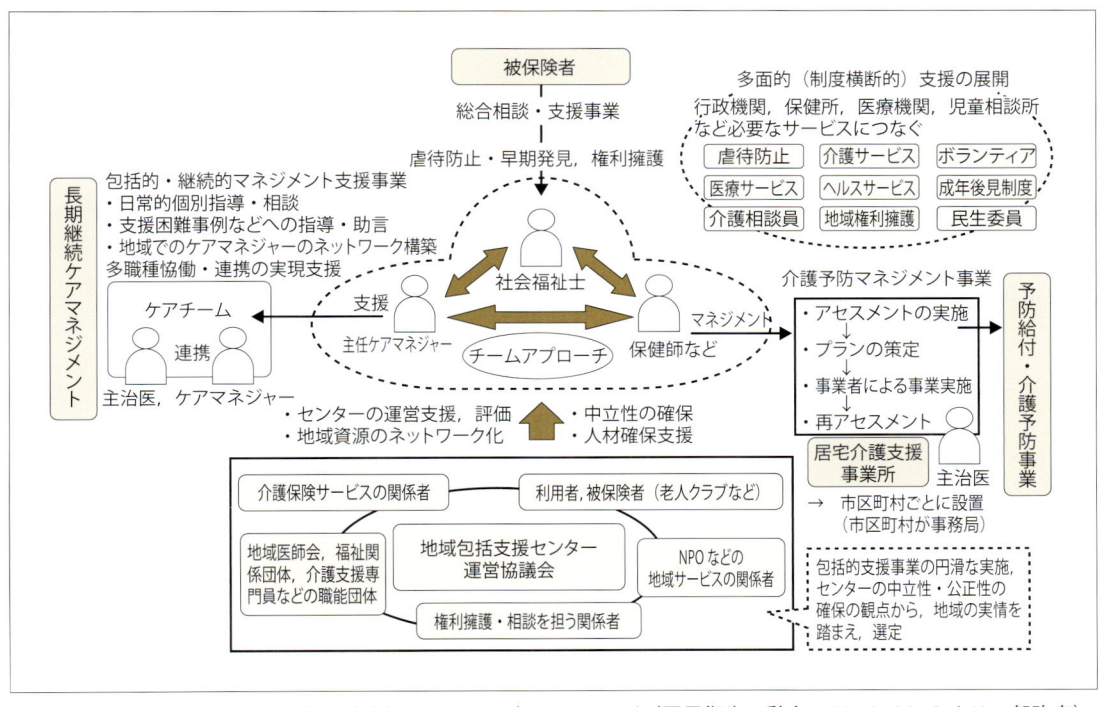

図16 地域包括支援センター（地域包括ケアシステム）のイメージ（国民衛生の動向．2012/2013 より一部改変）

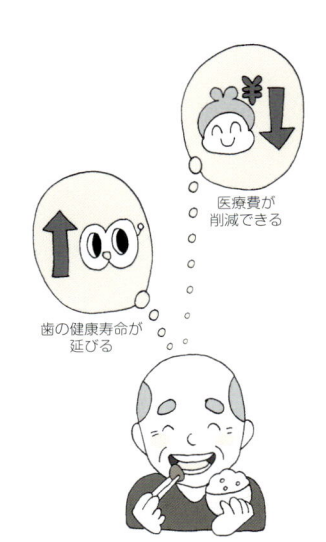

きく改善しつつあり，それは喜ばしいことなのですが，歯を有する患者さんの心身の機能が衰えたときには，無歯顎の場合と比べて，多くの治療やケアが必要となります．

　健康寿命を長くするためにも，歯の健康寿命を延ばさなくてはならないのです．診療室においてはもちろんですが，通院できなくなった方々について，施設や在宅で，口腔や歯，義歯などをみることで，その方の一生を考えた歯科医療とはどんなものか，そのためにわれわれが何をすべきなのかを，一人ひとりの歯科医師が考える契機にもなると思っています．

　いままでは，通院できる健康な患者さんが私たちの診療対象でした．しかし，在宅，施設に暮らす方々の歯科診療へのニーズに応えなくてもよいのでしょうか？　こうした「歯科医療弱者」を見すごしていてよいのでしょうか？　このことはよくよく考えなくてはならない大きな問題だと考えています．

　訪問診療から明日の歯科医療を考える同胞とともに，未来を築くことができたらと願っています．

第**2**編

訪問診療事務の基礎知識

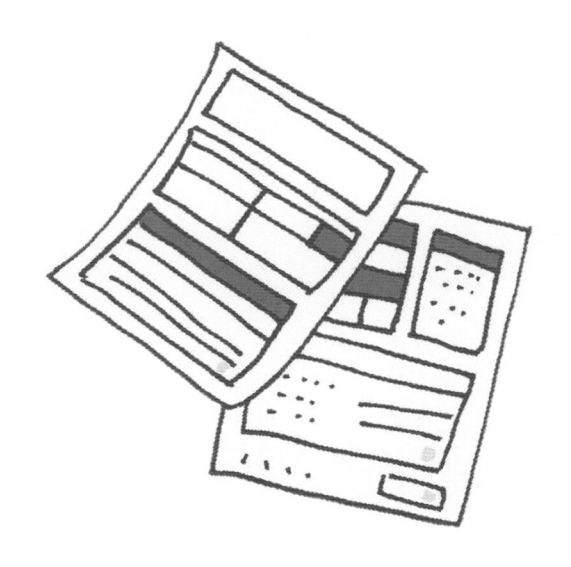

🏠 訪問診療の依頼

　最初の依頼は，以前通院していた患者さんや現在通院してもらっている方からの場合が多いと思います．その依頼内容は義歯の不具合，疼痛，補綴物の脱離，口臭などの歯科的なものでしょうが，まず最初に全身状態，現病歴や既往歴などの健康状態と，介護保険を使っているかどうかの確認が必要です．訪問診療先の患者さんの多くは介護保険を利用していますが，その場合には，私たちになじみの深い「医療保険」とは違ったルールが適応されるためです．

　介護保険を使っていない場合には，歯科独自で医療保険のみを使って訪問可能ですし，もちろん自費であればなんら制約はありません．

🏠 依頼を受けたら聞いておくこと

　訪問診療の依頼を受けるときには，**表1**に示すような事項をお聞きします．聞き洩らしがないように，また訪問を依頼した方に記入してもらいやすいように，「歯科訪問申込書（P.31，図4参照）」を作っておくとよいでしょう．**表1**は当院の情報収集項目ですが，☆を付した4項目については，十分に聞き取りをしてください．

1. 通院困難な理由

　ときには通院可能な方からの依頼もあるので，他の医療サービスを在宅で受けているかといった「訪問診療が必要である」という事実確認が必要です．

　訪問診療の対象者となるのは，「通院による治療が困難な方」であり，医療保険でも「通院が容易な者に対して安易に算定してはならない」とされており，以下のような適用例が示されています．

　① 在宅または施設で疾病，傷病で療養している場合．

　② 知的あるいは精神的な障害により，通院困難な場合．

　③ 車椅子を常時使って生活している場合（例：脊髄損傷による全身麻痺，末期がんの全身転移により横になり休むこともままならない場合など）．

　④ 通常は在宅療養者でも，在宅ではどうしても治療方法が限られる，あるいはパノラマX線写真撮影の必要性や緊急時の検査などの理由により1〜2度外来診療を受けたような方でも，訪問可能です．

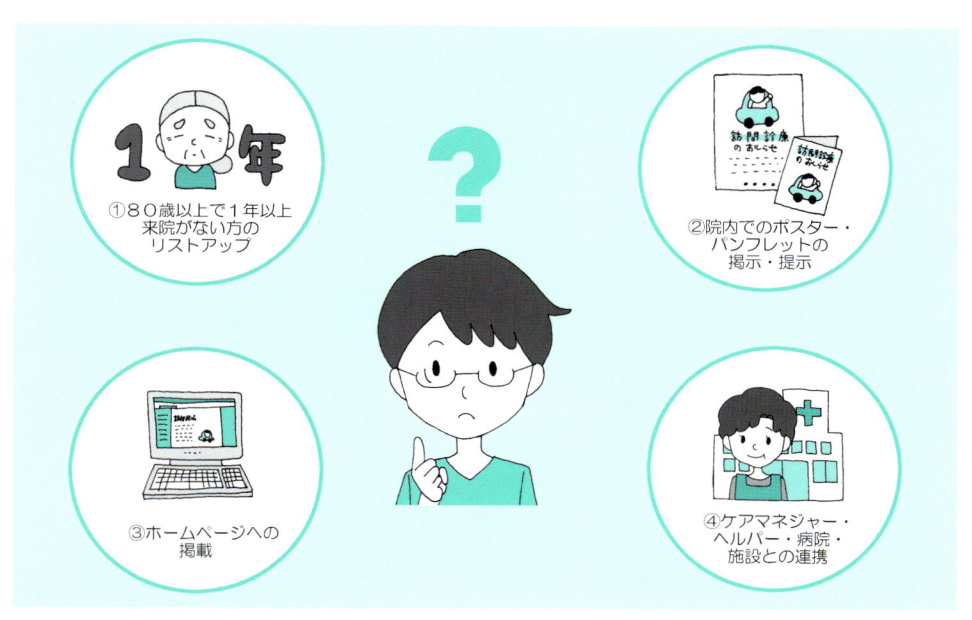

図 1　訪問依頼を受けるための医院側からのアプローチ

表 1　訪問依頼を受けたときに知っておくべき事項

> ①　依頼者の氏名・住所・TEL
> ②　患者さんの氏名・性別・生年月日・年齢
> ③　患者さんの住所（自宅または入所先）・TEL・FAX
> ☆④　**通院困難な理由**
> ⑤　主訴（現在気になっているお口の中の症状）
> ⑥　歩行状態（寝たきり・準寝たきり・車椅子・短時間歩行可能・屋内歩行可能など）
> ⑦　病状・病歴
> 　・感染症の有・無
> 　・通院，往診，入院の有・無
> 　・現在処方されている薬
> ☆⑧　**保険証の種類**
> 　・介護保険（介護度）
> 　・国保・社保（本人か家族）・前期高齢者・後期高齢者・生保・障害者
> ☆⑨　**ケアマネジャーの氏名・事業所名・住所・TEL・FAX**
> ⑩　現在利用している介護サービスの週間スケジュール
> ⑪　訪問の希望日時
> ⑫　駐車スペースの有・無
> ☆⑬　今後の連絡方法（**誰に？**　どこに TEL？　連絡可能な時間帯？）
> ⑭　その他の連絡事項
> 　・サービスを知ったきっかけ
> 　・患者さんに関しての情報など
> 　　（神経質，ペースメーカー使用，胃瘻，認知症，1 人暮らし，退院まもないなど）

2. 保険証の種類

生活保護を受けている患者さんの場合には，他の保険証とは扱いが異なり，「指定介護機関」に関する申請が必要です．

「生活保護法の指定医療機関指定申請」と「生活保護法の指定介護機関指定申請」（申請用紙は都道府県のHPからダウンロード可能．窓口は都道府県介護保険課）の両方を申請します．

3. 介護認定の有無（認定の区分）とケアマネジャーの連絡先

介護保険の利用者には，認定の区分（**表2, 3**）がなされ，ケアマネジャーが必要に応じて「ケアプラン」を立てています．

ケアマネジャーは，ご本人の状況や家庭環境，病状，主治医などについてよく把握しており，患者さんに関する情報の中心に位置しています．

表1に示すチェックリストのうち，⑤の歯科的主訴以外はケアマネジャーがすべて把握しているはずです．

介護保険利用者から依頼の場合，訪問の前に必ずケアマネジャーに連絡をとりましょう．

4. キーパーソン

訪問診療の対象となる患者さんの多くが高齢で，また認知症がはじまっている場合には，意思の疎通に支障をきたす場合もあります．そのため，治療計画および治療内容の説明，訪問日の決定・変更，医療費の支払いなどの説明を受け，必要な決定をするキーパーソンが必要です．

キーパーソンは，ご本人の場合もありますが，多くは夫あるいは妻，子どもやその配偶者，孫，甥，姪などの親族です．

スムーズに訪問診療を実施するためには，常に，いつも同じ方と情報の授受をすることが必要です．

🏠 地理的条件と訪問可能な施設

自宅で訪問診療を受ける場合には，医療保険も介護保険も利用できますが，各種施設には医療保険のみが適用されるものがあります．また，通所施設や歯科のある病院，ショートステイ（短期入所**療養**介護）などの場合には訪問ができません．これを**図2, 3**にまとめました．

自院から患家の距離は半径16 kmを超えないこととされています．

表2　要介護認定における一次判定

直接 生活介助	入浴，排せつ，食事などの介護
間接 生活介助	洗濯，掃除などの家事援助など
BPSD 関連行為	徘徊に対する探索，不潔な行為に対する後始末など
機能訓練 関連行為	歩行練習，日常生活訓練などの機能訓練
医療関連 行為	輸液の管理，褥瘡の処理などの診療の補助など

表3　介護保険における区分

要支援1	左記5分野の要介護認定など基準時間が25分以上32分未満またはこれに相当する状態
要支援2 要介護1	左記5分野の要介護認定など基準時間が32分以上50分未満またはこれに相当する状態
要介護2	左記5分野の要介護認定など基準時間が50分以上70分未満またはこれに相当する状態
要介護3	左記5分野の要介護認定など基準時間が70分以上90分未満またはこれに相当する状態
要介護4	左記5分野の要介護認定など基準時間が90分以上110分未満またはこれに相当する状態
要介護5	左記5分野の要介護認定など基準時間が110分以上またはこれに相当する状態

施設（社会福祉施設など） 請求は医療保険のみ	在宅 請求は医療保険＋介護保険
・介護老人福祉施設（特別養護老人ホーム）【特養】 ・介護老人保健施設【老健】 ・介護療養型医療施設【老人病院】 ・歯科のない医療機関（病院や診療所） ・療護施設（入所） ・更正施設（入所） ・授産施設（入所） ・ショートステイ（短期入所**生活**介護） 　（入浴などの日常生活上の世話や機能訓練を受ける）	・患者居住の戸建住宅 　Ex）一軒家，戸建て ・患者居住の集合住宅 　Ex）マンション，アパート ・養護老人ホーム ・軽費老人ホーム（ケアハウス） ・有料老人ホーム ・小規模多機能ホーム 　※宿泊サービス利用者のみ ・グループホーム 　（認知症対応型生活共同介護） ・高齢者専用賃貸住宅 ・宅老所　〕居住系施設

図2　訪問可能な施設

> ■通所施設
> 　・デイサービス（通所介護）
> 　・デイケア（通所リハビリステーション）
> 　・障害者通所施設（療護・更正・授産）
> ■歯科のある病院
> ■ショートステイ（短期入所**療養**介護）
> 　（医療・看護の管理の下で，介護や機能訓練，その他必要な治療を受ける）

図3　訪問を認められていない施設

🏠 訪問の日時を決定するまで

以下のような手順で進めます.

落ちがないようにするために院内の事務担当者を決めておくと，2人目以降の依頼があったときにもスムーズに事務手続きができると思います.

① 歯科訪問申込書を作る（**図4**）.

② 申込書の記載事項に則り，適切に情報を収集する.

③ 前項であげた4項目については，特に注意する.

④ 介護認定がなされている場合には，ケアマネジャーに訪問依頼があった旨を連絡して，その内容を伝え，今後の連携協力を依頼する.また，情報収集した事項について，確認するとともに，現在の全身状況，投薬内容，担当医，週間サービスなどについて，注意すべき点についてアドバイスを求める.

⑤ キーパーソンに訪問の日時についての連絡をする.先方の希望にもよるが，依頼から3日以内の訪問を心がける.訪問当日は，保険証や介護保険証，お薬手帳など投薬内容のわかるものを用意してもらうこと，同席してもらいたいことをキーパーソンに伝える.その他，必要な場合，駐車の可否など，必要事項を尋ねる.

⑥ 介護保険利用者の場合は，訪問日時が決まった時点でケアマネジャーに連絡し，同席してもらうよう依頼する.

🏠 訪問前日の確認事項

以下のような「持っていくもの」の準備・点検をします.診療用の器材については，第3・4編に具体的に示します.

① 器具・材料の準備・確認：訪問の基本セットと，依頼内容に必要な器材を準備し，機械類については動作確認をしておく.

② 聴診器，血圧計など，安全確認の器具を準備する.

③ 次回の予約のため，アポイント帳を準備しておく（**図5**）.

④ 訪問用カルテ（後述）.

⑤ 緊急連絡先を記したボード：連携する他科の連絡先を記したボード（P.87）を作っておき，誰もがわかるようにしておく.

⑦ 訪問診療初診ファイル（P.32参照）.

これらを確認するとともに，予約時間の確認の電話を訪問先にいれます.このときに必要書類の準備も再度お願いをしておきましょう.

歯 科 訪 問 申 込 書

お申し込みは FAX で　**FAX 03-○○○○-○○○○**
<FAX がつながらない方はこちらまで>　TEL 03-○○○○-○○○○

お申し込み年月日		年	月	日					

患者様 氏名	フリガナ		性 別	生 年 月 日	年 齢
		様	男 女	明・大・昭　年　月　日	歳

電話番号　（　　　）　　　　　　　FAX　　　（　　　）

住所	自宅		都 道
	入所先 （施設名）		府 県

主訴（現在気になっているお口の中の症状）

※治療に限らず検診や相談でも結構です。

通院困難なご事情（病気の経歴）	※感染症⇒有（　　　　　　　　）・無
	※通院⇒有・無・往診
	※入院

歩行状態	寝たきり・準寝たきり・要介護・車椅子・短時間可能・屋内可能・他（　　　）
保険証の種類	介護度（　　　）　国保・社保本人・社保家族・前期高齢者・後期高齢者・生保・障害者

ケアマネジャー様のお名前	事業所名	電話番号	FAX 番号

ご連絡方法	1.患者様宅へ連絡　　　2.事業所様へ連絡
	3.身内・知人・その他へ電話（　　　　　）様　TEL（　　　　）

ご連絡希望日時	
往診日のご都合など	
駐車スペース	有　・　無　　サービスを知ったきっかけ
ご連絡事項	

ご依頼者様（事業所・病院・家族）	担当者名
電話番号　（　　　）	FAX 番号　（　　　）

ご提供いただいた情報は、当医院の個人情報保護方針に基づき、歯科診療を目的としてのみ使用し、厳密に保管管理致します。

○○歯科医院　〒167-0023　東京都杉並区上井草○-○○-○
TEL　03-○○○○-○○○○　　FAX　03-○○○○-○○○○

図4　歯科訪問申込書

図5　次回の予約のためにア
ポイント帳を持参する

🏠 当日（初診時）の事務手続きのチェックポイント

あいさつなど，具体的な手順については，第3編を参照してください．ここでは事務手続き上必要な4項目について説明します．

1．訪問診療初診ファイル

当院の場合，「訪問診療初診ファイル」というセットを用意しています（図6）．内容は，自院の案内パンフレット，訪問診療の案内用リーフレット，治療費の目安を示した表（P.39，図21参照），訪問診療をする歯科医師，歯科衛生士，歯科助手の名刺です．ご家族用とケアマネジャー用の2セットを持っていくようにしています．名刺を渡す際に，ごく簡単にファイルの内容を説明しています．

2．保険証などの写真撮影（コピーの代用）

あらかじめお願いしておいた保険証，介護保険証，お薬手帳や薬局で出された薬の説明書などの服用している薬がわかるものについて，診療上および事務手続き上必要な旨をお伝えして，写真撮影させてもらいます（図8, 9）．どんなカメラを使ってもよいのですが，文字がはっきり読めることをその場で確認してください．

3．診療内容と今後の予定の説明／支払い方法の説明

診療が終わったら，状況と今後の予定を説明します．その後，支払いについての説明をします．実際の支払いは次回になります．

4．次回の予約

原則としてその場で次回の予約を取ります（アポイント帳が必要です）．

次回の訪問日時を決めたら，紙に書いて，許可を得て掲示させてもらいます（図12, 13）．掲示場所については，キーパーソンの指示に従いましょう．また，前日の確認や変更が生じた場合のための連絡方法や電話可能な時間帯などを，キーパーソンに確認しておきます．

🏠 2回目以降の手続き

管理指導計画書（P.34参照）を持っていき，内容確認後に記名，捺印してもらいます．また，前回分の治療費の明細と領収書を持参し，支払いを受けます．

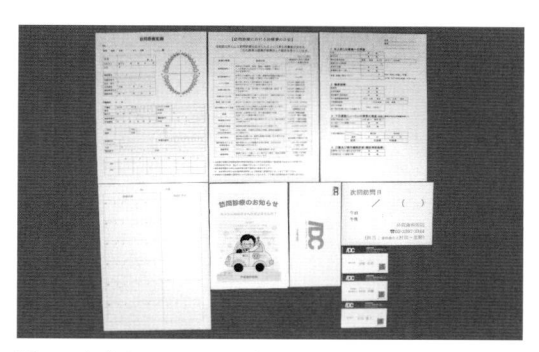

図6　患者さんとケアマネジャーに渡す訪問診療初診ファイルの内容

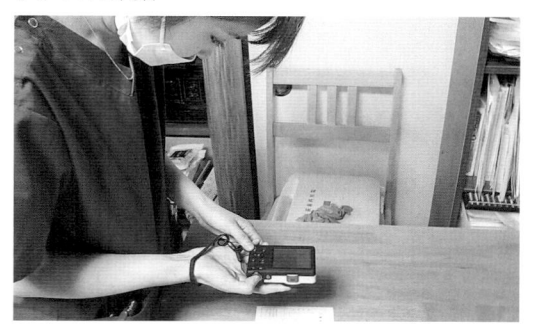

図8　時間の節約と転写ミスを防止するために，必要な書類は写真撮影させてもらう

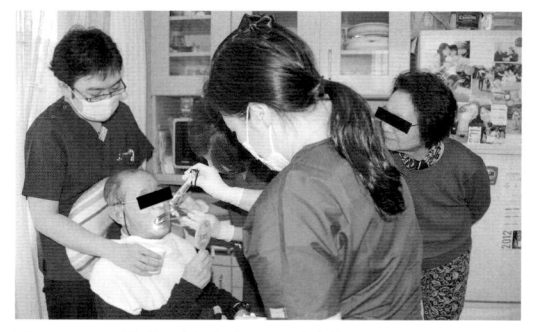

図7　初回訪問時のイメージは特に大切なので，あいさつ，態度に気をつける

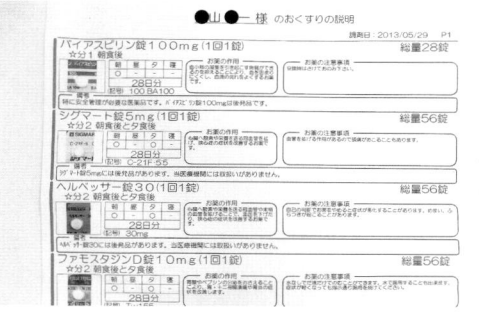

図9　撮影は簡単なカメラでよいが，文字がはっきり読めることをその場で確認する

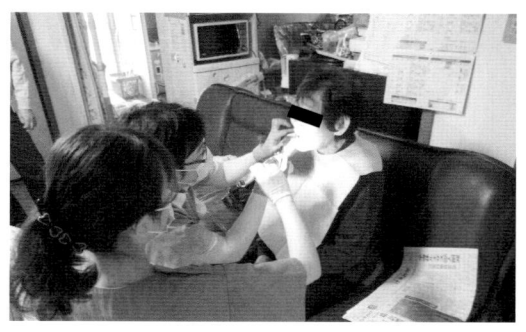

図10, 11　検査や治療時にはご家族やケアマネジャーに必ず立ち会ってもらう

次回訪問日

　　／　　（　　）
午前
午後　　　　　　：

　　　　　　　　○○歯科医院
　　　　☎ 03-○○○○-○○○○
　　（担：歯科衛生士○○・△△）

図12　次回訪問日時を記入するB6～A5程度の大きさの紙を用意する

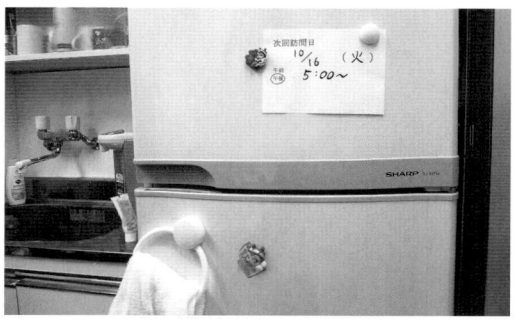

図13　紙は頻繁に目にする場所に掲示させてもらうとよい

📁 文書作成チェックリスト

　訪問先から戻ってきたら，器材の後片づけをします．滅菌・消毒，消耗品の補充など，次の訪問がスムーズに進行するように，共通器材の整備・補充などは訪問直後に行っておきましょう（**図14**）.

　その後に必要なのは文書の作成です．以下のようなものが必要ですが，その前に，文書の作成が終了しているか否かがわかる「作成文書チェックリスト」（**図15**）を作っておきましょう．それをもとに，もれなく文書を作成します．

📁 作成が必要な文書

　以下に示すような文書の作成が必要ですが，このうち1，2は介護保険を使っている方へお渡しする文書で，3〜5は医療保険のみを使っている方に必要なものです．

1. 管理指導計画書（同意書）（図16）

　継続的な管理の必要性に基づいて作成された内容について2回目の訪問時にお渡しします．2通作成し，患者さん，ご家族に十分理解してもらったうえで，2通両方に記名してもらい，1通を患者さんにお渡しし，1通は自院で保存します．

　歯科医師や歯科衛生士による居宅療養管理指導の算定要件の一つで，提供文書の中身は以下のとおりです．

　① 歯科医師，歯科衛生士が共同で作成する，利用者ごとの口腔衛生状態および摂食嚥下機能に配慮した管理指導計画書．

　② 管理指導計画書に従って口腔内の清掃や義歯の清掃，摂食・嚥下機能に関する実地指導を行い，利用者またはその家族に情報提供・指導・助言する，その定期的な記録．

　③ 管理指導計画書の進行状況を定期的に評価し必要に応じた見直し．

2. ケアマネジャーへの情報提供文書（図17）

歯科医師による居宅療養管理指導の算定要件の一つとなります．

　① 医療機関名，住所，TEL，歯科医師名

　② 利用者氏名，生年月日，性別，住所，TEL

　③ 利用者の病状，経過など

　④ 治療上の留意事項など

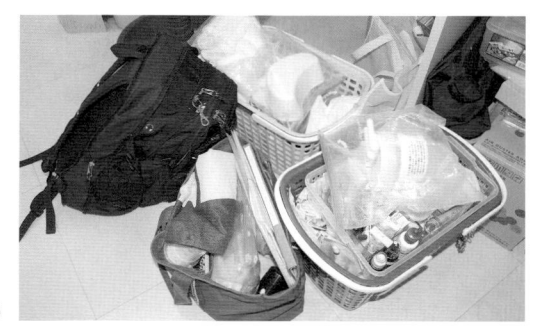

図 14　帰院したら，すぐに後片づけと器材の補充をする

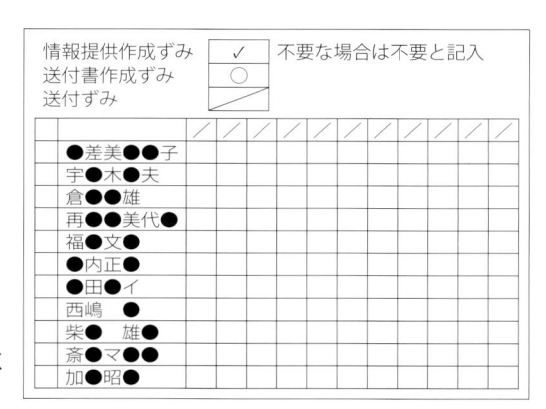

情報提供作成ずみ	✓	不要な場合は不要と記入
送付書作成ずみ	○	
送付ずみ	／	

		／	／	／	／	／	／	／	／	／	／	／
	●差美●●子											
	宇●木●夫											
	倉●●雄											
	再●●美代●											
	福●文●											
	●内正●											
	●田●イ											
	西嶋　●											
	柴●　雄●											
	斎●マ●●											
	加●昭●											

図 15　作成文書チェックリスト．これで点検し，もれなく文書類の作成をする

管理指導計画書
（居宅療養管理指導）
IOGI DENTAL CLINIC

発行年月日　平成　年　月　日

様

歯科医師　　歯科衛生士

保険医療機関名　　電話番号
所在地　　ＦＡＸ

フリガナ		介護度	□要介護　1　2　3　4　5 □要支援　1　2
患者氏名	様　（男・女）		
患者住所		生年月日	年　月　日　（　歳）
		電話番号	

現在の口腔内の状態

【口腔の状態】
①むし歯　□有　□無
②歯周疾患　□有　□無
③口腔内乾燥　□有　□無
④清掃状態　□良　□不良（改善を必要とする）
⑤その他　[　]

【義歯の状態】
①義歯　□有　□無
②義歯使用　□使用している　□使用していない
③義歯の適合状態　□良　□不良
④清掃状態　□良　□不良（改善を必要とする）
⑤その他　[　]

【摂食・嚥下機能】
①摂食機能障害　□有（リハビリを必要とする）　□無
②嚥下障害　□有（リハビリを必要とする）　□無
③その他　[　]

治療計画

具体的内容
口腔状態について
[　]
□概ね１カ月以内　□概ね１カ月以上　□３カ月以上
義歯について
[　]
□概ね１カ月以内　□概ね１カ月以上　□３カ月以上
摂食・嚥下について
[　]
□概ね１カ月以内　□概ね１カ月以上　□３カ月以上

療養管理指導に関する情報

私は、居宅療養管理指導のサービス内容および管理指導事項の説明を受け、その内容実施に同意致します
年　月　日　　氏名
代理人

図 16　管理指導計画書

歯科診療情報提供書
（歯科医師による居宅療養管理指導）
IOGI DENTAL CLINIC

訪問日時・発行年月日　平成　年　月　日

介護支援事務所　　介護支援専門員

御中　　様

歯科医師
医療機関名　　ＴＥＬ
所在地　　ＦＡＸ

フリガナ		介護度	□要介護　1　2　3　4　5　□要支援　1　2
患者氏名	（男・女）	住所	
生年月日		ＴＥＬ	

口腔内の状況

【口腔内所見】
①むし歯　□有　□無
②歯周疾患　□有　□無
③口腔内乾燥　□有　□無
④清掃状態　□良　□不良（改善を必要とする）
⑤その他　（　）

【義歯使用状況】
①義歯　□有　□無
②義歯使用　□使用している　□使用していない
③義歯の適合状態　□良　□不良
④清掃状態　□良　□不良（改善を必要とする）
⑤その他　（　）

治療計画
【病名】
【治療内容および経過】

療養管理指導に関する情報
【目的】
【管理指導内容】

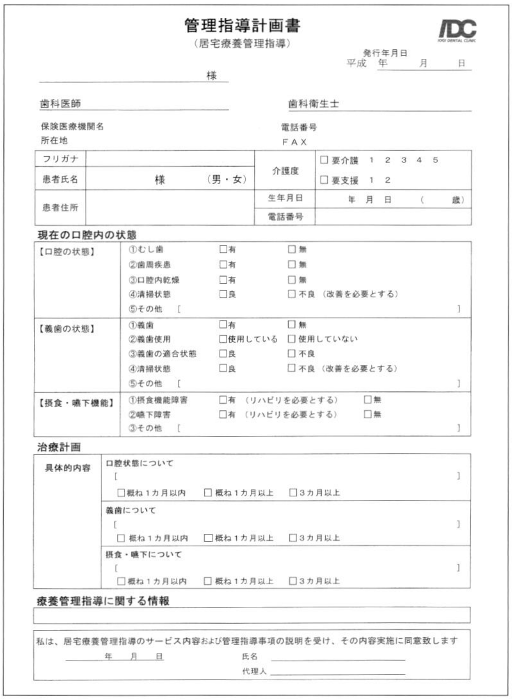

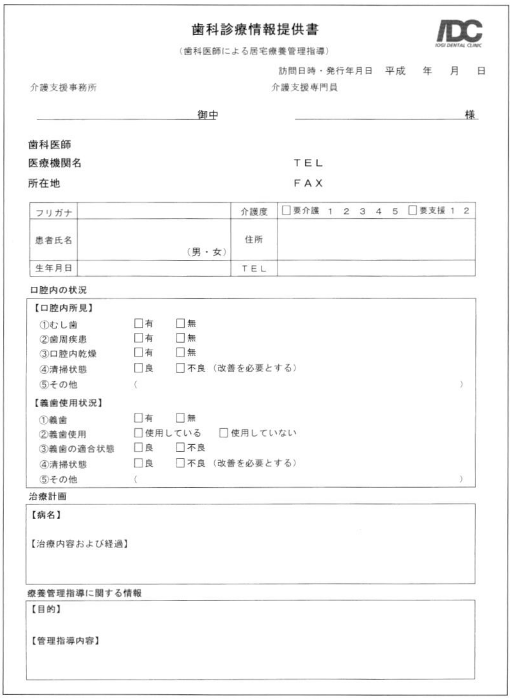

図 17　歯科診療情報提供書

⑤ 利用者の日常生活上の留意事項など

⑥ 介護サービスを利用するうえでの留意事項

⑦ 介護方法などについての指導と助言

　診療のたびにケアマネジャーに情報を提供しますが，初回は手紙を添えて郵送し，ケアマネジャーの同意を得て，次回からは FAX やメールを使用するとよいでしょう．

　FAX やメールでやりとりをする際に特に注意しなければならないことは，送信先をまちがえない，個人情報なので名前・住所などの一部を黒丸で消すなどして，情報漏洩に細心の注意を払うことなどです．

3. 歯科疾患在宅療養管理料（歯在管）にかかわる管理計画書（図 18）

　口腔機能の管理をしたことを報告するもので，文書の内容は以下のようなものです．患者さん，ご家族に毎回お渡しします．

① 提供年月日

② 全身の状態（基礎疾患の有無，服薬状況など）

③ 口腔内の状態（口腔衛生の状況，口腔乾燥の有無，齲蝕・歯周疾患の有無，有床義歯の使用状況，臼歯部の咬合状態など）

④ 口腔機能の状態

⑤ 管理方法の概要

⑥ 保険医療機関名

⑦ 担当歯科医師名

4. 訪問歯科衛生指導料（訪衛指）にかかわる口腔ケアの説明用紙（図 19）

　文書の内容は以下のとおりです．これも，実施した場合は患者さんかご家族に毎回お渡しします．

① 実施した指導内容

② 実施時刻（開始時刻と終了時刻）

③ 療養に必要な管理事項の要点

④ 指導を行った歯科衛生士の氏名

　このほかに歯科衛生士は業務記録簿等にも次の事項の記載が必要です．

・患者氏名

・訪問先

歯科疾患在宅療養管理料にかかわる管理計画書　　平成　年　月　日

ふりがな		性別		
患者氏名		男	生年月日	年　月　日　（　歳）

【全身の状態】

1	基礎疾患	□なし　□あり　（疾患名：　）
2	服薬	□なし　□あり　（薬剤名：　）
3	肺炎の既往	□なし　□あり　□繰り返しあり
4	低栄養リスク（体重の変化等）	□なし　□あり　□不明
5	食事形態	□普通食　□介護食　□非経口

【口腔内の状態】

1	口腔衛生の状況	□良好　□不良　□著しく不良	特記事項
2	口腔乾燥	□なし　□軽度　□重度	
3	むし歯	□なし　□あり　治療の緊急性 □なし □あり	
4	歯周疾患	□なし　□あり　治療の緊急性 □なし □あり	
5	口腔軟組織疾患	□なし　□あり　治療の緊急性 □なし □あり	
6	義歯（入れ歯）の使用状況	上顎　□総義歯　□部分床義歯 □義歯なし 下顎　□総義歯　□部分床義歯 □義歯なし	
7	臼歯部での咬合（義歯での咬合を含む）	□あり（　片顎　・　両側　）　□なし 義歯製作（修理等）の必要性　□なし □あり	

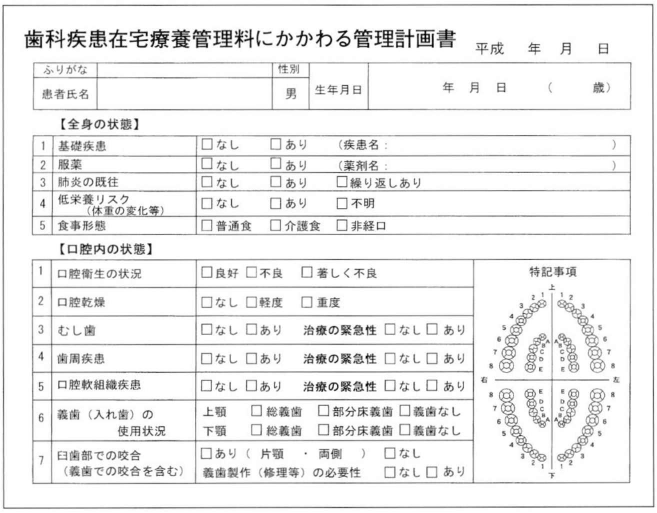

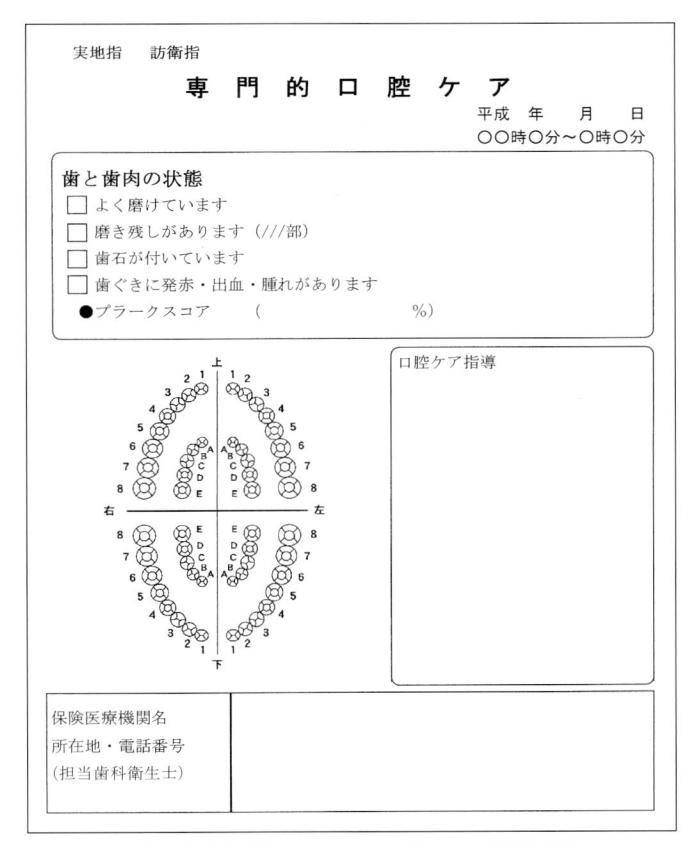

図 18　歯科疾患在宅療養管理料にかかわる管理計画書

実地指　訪衛指

専　門　的　口　腔　ケ　ア

平成　年　月　日
○○時○分～○時○分

歯と歯肉の状態

□ よく磨けています
□ 磨き残しがあります（///部）
□ 歯石が付いています
□ 歯ぐきに発赤・出血・腫れがあります
●プラークスコア　（　　%）

口腔ケア指導

保険医療機関名 所在地・電話番号 （担当歯科衛生士）	

図 19　訪問歯科衛生指導料にかかわる口腔ケアの説明用紙

・指導の実施時刻（開始時刻と終了時刻）

・指導の要点，主訴の改善，食生活の改善などに関する要点

・指導を行った歯科衛生士の氏名

・患者への提供文書の写し

　いずれの文書も，患者さんに対してのお渡しは，次回の訪問日になります．

6. 領収書の作成とキーパーソンへの連絡

　領収書（**図20**）を作成したら，診療費と次回訪問日の確認を電話で，訪問から帰った当日または翌日に行います（キーパーソンへの確認の電話は，訪問前日とあわせて2回ということになります．ケアプランなどを参考にして，相手が出やすい時間帯に連絡します）．

・1回目：訪問前日（予定どおり伺ってもよいかどうかの確認）．

・2回目：訪問から帰った当日または翌日（今回の診療費の金額をお知らせして，次回に用意していただくようお願いする）．

　訪問診療における治療費の目安をあらかじめキーパーソンに知らせておくと，トラブルが少ないでしょう（**図21**）．

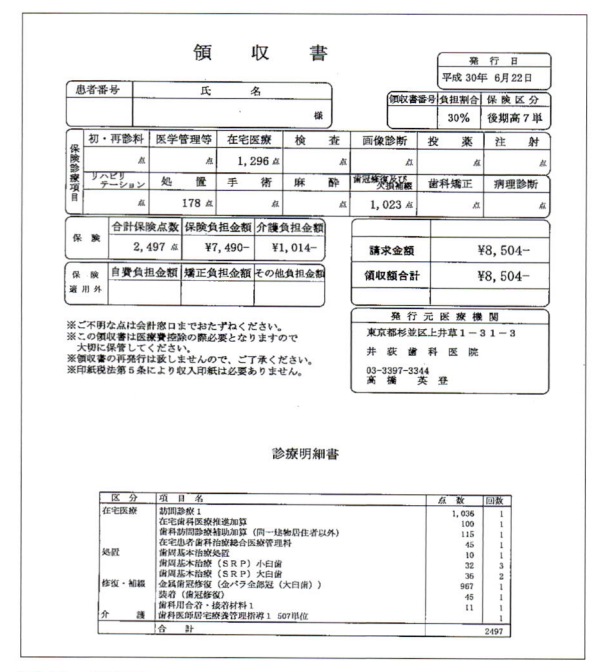

図20　領収書

訪問診療における治療費の目安

当医院は安心して訪問診療を任せられるという厚生労働省が定めた「在宅療養支援歯科診療所」の認定を受けています。

(H30.4.1 現在)

診療の種類	診療内容	1 割負担の方がご負担いただく金額の目安
訪問診療料 1	同一建物内で 1 人の患者さんのみを 2 0 分以上診療。（　）内は 2 0 分未満の診療	1 0 4 0 円（7 3 0 円）
訪問診療料 2	同一建物内で 2 ～ 9 人の患者さんを 2 0 分以上診療。（　）内は 2 0 分未満の診療	3 4 0 円（2 4 0 円）
訪問診療料 3	同一建物内で 1 0 人以上の患者さんを 2 0 分以上診療。（　）内は 2 0 分未満の診療	1 8 0 円（1 2 0 円）
レジン治療	歯と同じ色をした詰め物をする治療です詰める大きさによって費用が異なります。	2 4 0 円（単純なもの）～3 1 0 円（複雑なもの）
金属の詰め物	虫歯を削った後、型を取って作る詰め物（銀色）をする治療です。	5 7 0 円（単純なもの）～8 7 0 円（複雑なもの）
金属のかぶせ物	神経の治療を終えた歯に土台を立て、強度を高めるために、かぶせ物（銀色）をします。	1 4 8 0 円（小臼歯）～1 6 8 0 円（大臼歯）
義歯（総入れ歯）	歯を失った部分に入れる取りはずし可能な歯です。	2 4 0 0 円～3 0 0 0 円（上下片方）
歯の神経を抜く治療	虫歯が進行すると神経をとる治療が必要になります。（その後、詰め物やかぶせ物の処置を行います。）	2 3 0 円～5 9 0 円（治療部位による）
抜歯	歯を抜く治療費ですが、抜く歯の場所や状態、方法によって費用が異なります。	1 3 0 円（簡単な抜歯）1 1 5 0 円（難しい抜歯）
動揺歯の固定	揺れている歯を隣の歯と固定することで、揺れを抑える治療方法です。	2 3 0 円（一般的な処置）5 3 0 円（外科的な処置）
歯周病の検査	歯周病治療の病状判定のために行う検査です。	2 0 0 円～4 0 0 円
口腔ケア（お口の管理料）	全身の状態、口腔内の状態を把握し管理を継続的に行う費用です。	1 9 0 円～3 2 0 円
歯石除去	歯石除去の際には、事前に検査が必要になりますので、検査料も別途かかります。	7 0 円（お口全体 1/6 部分につき）
歯科衛生士による指導処置料	歯科衛生士による歯磨き方法の指導、お口の中の管理指導などを行います。	3 0 0 円～3 6 0 円（2 0 分以上　月 4 回）
義歯修理	かけたり、割れたりした義歯を修理します。	3 9 0 円～4 8 0 円
義歯調整	義歯があたって痛い、よく噛めない場合、義歯を調整してしっかり噛めるようにします。	1 0 0 円～1 2 0 円（月 1 回につき）

＊上記表示金額は、後期高齢者医療被保険者証をお持ちの患者様の一部負担金のおおよその目安です。口腔状態および手法・技工により増減が生じることがあります。

＊高齢受給者証をお持ちの患者様は若干負担金に差額が生じます。又、患者様のお持ちの公費受給者証等により負担金に差額が生じることをご了承ください。

＊当医院では、医療費の透明性を上げる努力をしております。ご不明な点は担当医までお申し出ください。

図 21　訪問診療における治療費の目安

🏠 訪問診療の保険請求のしくみ

　訪問診療の保険のしくみは「医療保険」と「介護保険」の２者から成り立っています．訪問先が施設か在宅か，および介護認定の有無によって，請求方法が異なります．

　要介護認定を受けている方は，医療保険における各種指導・管理（歯在管・訪衛指）に代わり，介護保険（居宅療養管理指導）優先で請求しなければなりません（**表4**）．

表4　要介護認定の有無による訪問診療請求のちがい

	要介護認定なし	要介護認定あり
在宅	医療保険 ・歯科訪問診療料 ・指導・管理（歯在管・訪衛指）→ ・処置・手術・歯冠修復欠損補綴	介護保険＋医療保険 ・歯科訪問診療料 ・居宅療養管理指導 ・処置・手術・歯冠修復欠損補綴
施設	医療保険／上記に同じ	医療保険

🏠 居宅療養管理指導とは

　要介護認定の患者さんに対し，歯科医師あるいは歯科衛生士が口腔管理指導計画にそって必要とされる指導や助言を行うことです．

　介護区分（要介護か要支援），訪問先で診療する人数が１人か２人以上なのか，指導するのが歯科医師か歯科衛生士なのかで，算定要件や算定単位，算定可能回数が違うため**表5**にまとめました．

🏠 訪問診療の医療保険・介護保険の請求項目

　医療保険の各種管理（歯管や医管）と指導（実地指）は訪問診療では名前が変わります．また介護保険の有無によっても異なります．さらに，取得している施設基準によって各種加算点数が異なります．**表6，7**を参照してください．

1. 歯科訪問診療料　※（　）内は 70/100

1. 歯科訪問診療1　　　　　　　　　1,036 点（725 点）
2. 歯科訪問診療2（2 人～9 人）　　　 338 点（237 点）
3. 歯科訪問診療3（10 人以上）　　　 175 点（123 点）

・在宅患者等急性歯科疾患対応加算（170 点，55 点）が歯科訪問診療料に包括されました．

表 5　居宅療養管理指導費（対象：要介護 1 ～ 5）

歯科医師算定項目	算定区分		単位数（1 回につき）
歯科医師居宅療養管理指導費 ・ケアマネジャーへの情報提供 ・患者・家族への指導・助言	歯科医師 （月 2 回まで）	単一建物居住者が 1 人	507 単位
		単一建物居住者が 2 ～ 9 人	483 単位
		単一建物居住者が 10 人以上	442 単位

歯科衛生士算定項目	算定区分		単位数（1 回につき）
歯科衛生士等居宅療養管理指導費 ・歯科医師の指示が必要 ・患者・家族への指導・助言を行う	歯科衛生士 （月 4 回まで）	単一建物居住者が 1 人	355 単位
		単一建物居住者が 2 ～ 9 人	323 単位
		単一建物居住者が 10 人以上	295 単位

※介護予防居宅療養管理指導費（対象：要支援 1, 2）は上の居宅療養管理指導費の内容に準ずる
【同一建物居住者と単一建物居住者の定義の違い】
〈同一建物居住者〉
当該利用者と同一建物に居住する他の利用者に対して指定居宅療養管理指導事業所の医師等が同一日に訪問診療，往診または指定居宅療養管理指導を行う場合の当該利用者
〈単一建物居住者〉
当該利用者が居住する建築物に居住する者のうち，当該指定居宅療養管理指導事業所の医師等が同一月に訪問診療，往診または指定居宅療養管理指導を行う場合の当該利用者

表 6　請求項目

一般診療

歯科疾患管理料【歯管】100 点	歯科衛生実地指導料【実地指】80 点	歯科疾患管理料総合医療管理加算【総医】+50 点（月 1 回）	歯科治療時医療管理料【医管】45 点（1 日につき）
文書提供加算【文】+10 点			

↓　↓

〈介護保険あり〉訪問診療

歯科医師が行う場合		歯科衛生士が行う場合	
〈要介護認定者〉●居宅療養管理指導費		〈要介護認定者〉●居宅療養管理指導費	
単一建物居住者	1 人　507 単位 2 ～ 9 人　483 単位 10 人以上　442 単位	単一建物居住者	1 人　355 単位 2 ～ 9 人　323 単位 10 人以上　295 単位
〈要支援認定者〉●介護予防居宅療養管理指導費		〈要支援認定者〉●介護予防居宅療養管理指導費	
単一建物居住者	1 人　507 単位 2 ～ 9 人　483 単位 10 人以上　442 単位	単一建物居住者	1 人　355 単位 2 ～ 9 人　323 単位 10 人以上　295 単位

〈介護保険なし〉訪問診療

歯科疾患在宅療養管理料【在歯管】		在宅療養支援歯科診療所 1【歯援診 1】	在宅療養支援歯科診療所 2【歯援診 2】	かかりつけ歯科医機能強化型歯科診療所【か強診】	左記以外の診療所	訪問歯科衛生指導料（20 分以上）【訪衛指】	単一建物診療患者が 1 人の場合	360 点	歯科疾患在宅療養管理料在宅総合医療管理加算【在歯総医】+50 点（月 1 回）	在宅患者歯科治療時医療管理料【在歯管】45 点（1 日につき）
	文書提供なし	320 点	250 点	190 点	190 点		単一建物診療患者が 2 ～ 9 人の場合	328 点		
	文書提供あり	330 点	260 点	200 点	200 点		単一建物診療患者が 10 人以上の場合	300 点		
	総合医療管理加算【在歯総医】	+50 点（施設基準）					※歯科衛生実地指導料を算定した月は算定できない			

※●は介護保険算定項目，他は医療保険算定項目

表 7 訪問診療における医療保険各種加算点数一覧

加算項目【略称】		加算元となる在宅医療	在宅療養支援歯科診療所1【歯援診1】	在宅療養支援歯科診療所2【歯援診2】	かかりつけ歯科医機能強化型歯科診療所【か強診】	左記以外の診療所
在宅歯科医療推進加算【在推進】※訪移行併算定不可		歯科訪問診療1 注1届出あり　1,036点 注1届出なし　1,026点	+100点 （在推進，施設基準届出 医療機関のみ）			
歯科訪問診療移行加算【訪移行】※在推進併算定不可			+100点	+100点	+150点	+100点
歯科訪問診療補助加算【訪補助】（1日につき）	同一建物居住者以外（1人のみ）	歯科訪問診療1　1,036点※ 歯科訪問診療2　338点※ 歯科訪問診療3　175点※ 歯科訪問診療　注13	+115点	+115点	+115点	+90点
	同一建物居住者（2人以上）	初診時　237点※ 再診時　48点※ ※　注1届出ありの場合の点数	+50点	+50点	+50点	+30点
小児在宅患者訪問口腔リハビリテーション指導管理料【小訪問口腔リハ】の加算（月4回，20分以上）		【小訪問口腔リハ】 450点	+125点	+100点	+75点	加算なし
在宅患者訪問口腔リハビリテーション指導管理料【訪問口腔リハ】の加算（歯数により月4回，20分以上）		【訪問口腔リハ】 10歯未満（無歯顎含）350点 10歯以上20歯未満　450点 20歯以上　550点	+125点	+100点	+75点	加算なし

・診療時間が 20 分未満の場合は，所定点数の 70/100 に相当する点数により算定します．ただし，次のいずれかに該当する場合は通常の点数が算定できます．

　イ　1 について，当該患者の容体が急変し，やむを得ず治療を中止した場合，または当該患者の状態により 20 分以上の診療が困難である場合

　ロ　2 について，当該患者の容体が急変し，やむを得ず治療を中止した場合

〈※摘要欄にその旨を記載してください〉

・院内感染防止に関する施設基準【歯初診（注 1）】の届出がない場合は 10 点減算となります．

　　○歯科訪問診療料 1，2，3 を算定する場合

　　　歯科訪問診療料 1）　1,036 点－10 点＝1026 点

　　　歯科訪問診療料 2）　　 338 点－10 点＝　328 点

　　　歯科訪問診療料 3）　　 175 点－10 点＝　165 点

　　○在宅専門でない在宅療養支援歯科診療所 1，2（【歯援診 1】【歯

援診 2】）以外の診療所で届出を行っていない歯科訪問診療料の場合

　　　イ　初診時　237 点－10 点＝ 227 点

　　　ロ　再診時　　48 点－10 点＝ 38 点

2.　歯科訪問診療移行加算【訪移行】（歯科訪問診療 1 の加算）

イ　かかりつけ歯科医機能強化型歯科診療所の場合　　　150 点

ロ　イ以外の場合　　　　　　　　　　　　　　　　　　100 点

・患者が訪問診療を行う当該歯科診療所を継続的に受診していて最後に受診した日から起算して 3 年以内に歯科訪問診療を実施し「歯科訪問診療 1」を算定した場合は所定点数に【訪移行】を加算します．【在推進】との併算定はできません．

3.　在宅等療養患者専門的口腔衛生処置【在口衛】120 点

注 1　歯科疾患在宅療養管理料を算定し，歯科医師の指示を受けた歯科衛生士が専門的口腔清掃処置（口腔清掃用具等を用いて歯面，舌，口腔粘膜等の専門的な口腔清掃，義歯清掃または機械的歯面清掃）を行った場合に，月 1 回に限り算定します．

注 2　訪問歯科衛生指導料【訪衛指】を算定した日は算定できません．

注 3　【在口衛】を算定した月は機械的歯面清掃処置【歯清】は算定できません．

　※【在口衛】を算定する場合，歯科医師は歯科衛生士の氏名を診療録に記載し，歯科衛生士は業務記録を作成します．

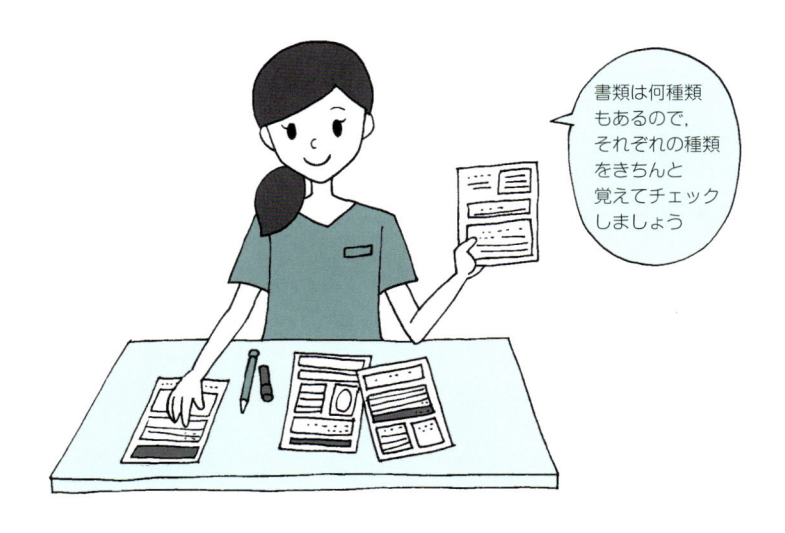

書類は何種類もあるので，それぞれの種類をきちんと覚えてチェックしましょう

医療保険・介護保険の請求

🏠 医療証の確認

・医療保険証

・介護保険被保険者証（要介護 1 ～ 5，要支援 1，2）

・介護保険負担割合証（一部負担割合 1 割，2 割，3 割）

🏠 請求先

医療保険は，レセプトで請求します．提出先に毎月 10 日までに郵送あるいは持参します．

① 国保：国民健康保険団体連合会

② 社保：社会保険診療報酬支払基金

介護保険は，介護レセプトで請求します．提出先に毎月 10 日までに郵送・持参するのは，医療保険の場合と同じです．

国民健康保険団体連合会　介護福祉課宛

（東京都の場合）東京都国民健康保険団体連合会

〒102-0072　東京都千代田区飯田橋三丁目 5 番 1 号　東京区政会館 10 階　Tel　03-6238-0207（介護福祉課）

図 22　磁気媒体等請求送付書（CD-R の場合）

🏠 請求書式

　書式については，医療保険のみの方の場合は，診療室での請求と同じです．医療保険＋介護保険の方の請求は，医療保険と介護保険の 2 カ所への請求となります．

　介護保険の請求は平成 30 年 4 月から原則 CD またはオンラインに変更になりました．磁気媒体等請求送付書（図 22）は，正副 2 枚作成し，1 枚を提出し，1 枚を保存します．

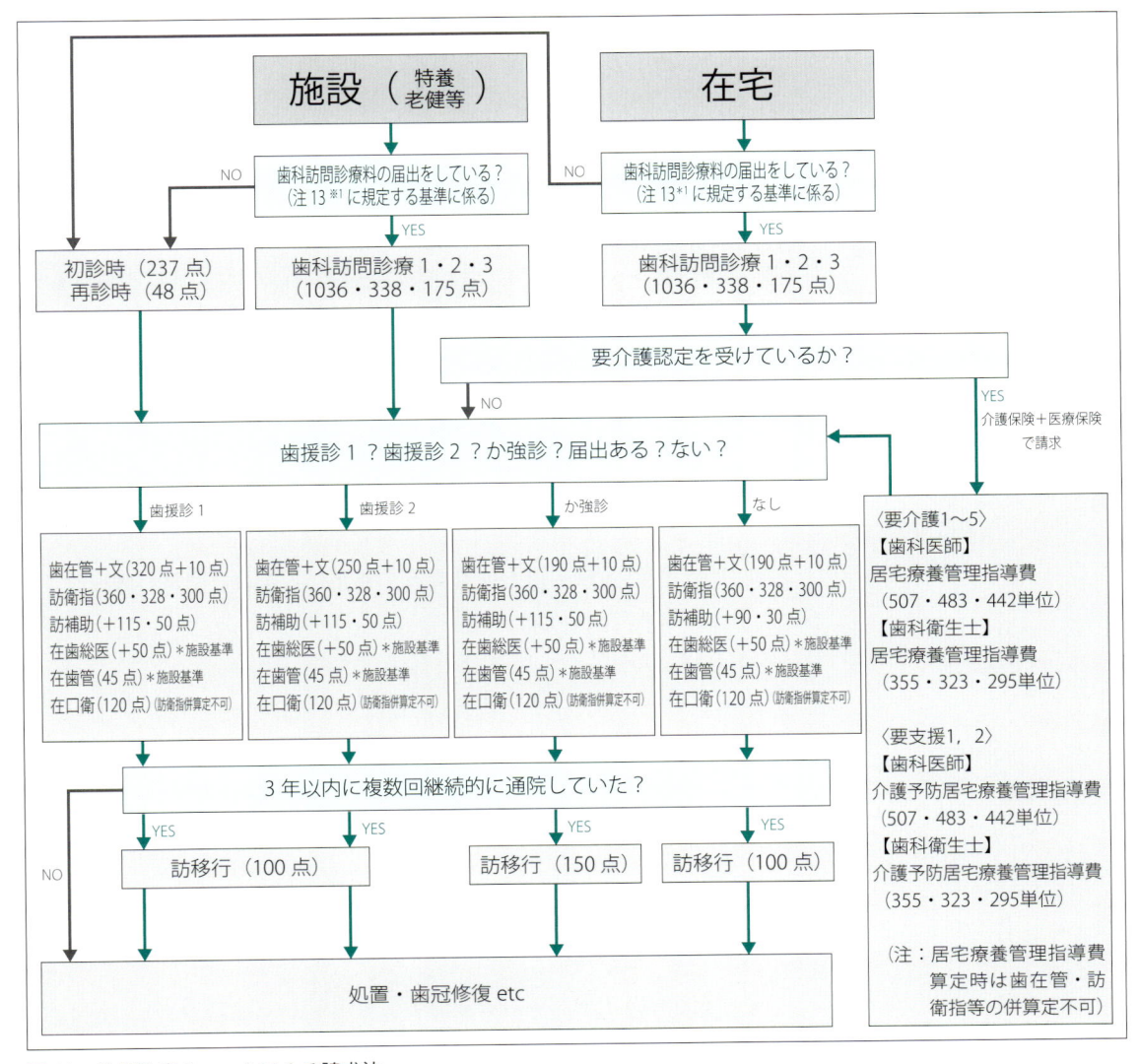

図 23　訪問診療チャートでみる請求法
※ 1：注 13 とは，在宅療養支援歯科診療所 1，2 以外の在宅専門でない診療所が届出を行わなければ，歯科訪問診療料 1，2，3 の算定はできず，初再診料相当の点数（【歯訪診（初）】【歯訪診（再）】）を算定するとした規定.

🏠 **よくある質問（H30.4.1 現在）**

　訪問診療のシステムや請求法は，最初はわかりにくいだろうと思います．しかし，一般の保険診療と同様に，それを行うにあたっては，仕組みについての理解が必要です．

　以下に，よくある質問とその回答を，医療保険と介護保険に分けて示します．

🏠 **医療保険 Q&A**

Q1：訪問診療に必要な届出にはどのようなものがありますか？

　① 介護保険の指定申請（保険医登録されている医院は「見なし指定」を受けているため，届出の必要はありません）

　② 生活保護法の指定医療機関指定申請（各都道府県の介護保険課）

　③ 生活保護法の指定介護機関指定申請（各都道府県の介護保険課）

　④ 在宅療養支援歯科診療所の施設基準にかかわる届出

　⑤ かかりつけ歯科医機能強化型歯科診療所の施設基準にかかわる届出

　⑥ 在宅患者歯科治療時医療管理料の施設基準にかかわる届出

　⑦ 在宅歯科医療推進加算の施設基準にかかわる届出

　⑧ 訪問診療の割合が9割5分未満の診療所（在宅療養支援歯科診療所を除く）の場合は，その旨の届出

Q2：歯科医院から半径16 kmを超えたところからの訪問の依頼は，どのようにすればよいですか？

　保険診療の範囲を超えるため，自由（自費）診療となることを説明し，納得してもらい，了解を得たうえで依頼を受けてください．

Q3：交通費がかかった場合にはどうするのですか？

　厚労省は「患家の負担とする」と定めています．

　しかし実際には，交通費を請求している医院は少ないようです．当院の場合も受けとっていません．

Q4：訪問診療を受けていた患者さんが自力での通院が可能になった場合や，外来での患者さんがなんらかの理由により通院が困難となり訪問診療を希望された場合はどうすればよいでしょう？

同じ月に，訪問と外来の診療があった場合はレセプト「摘要」欄に，いつから，どのような理由で訪問になったか，またはいつから，どのように病状に改善がみられ，家族の補佐のあり・なしにかかわらず自力で通院ができるようになったかを，記載します．

Q5：訪問診療料を算定する場合の同一建物居住者，同一建物居住者以外とはどのようなことですか？

簡単にいえば，1つの建物の中で2人以上診療した場合，その患者さんたちを「同一建物居住者」といいます．また，1つの建物の中で1人しか診療しなければ，その患者さんを「同一建物居住者以外」といいます．

建物とは，患者さんが住んで寝泊りしているところすべてを指します（たとえば，一軒家・マンション・さまざまな施設など．単一建物居住者の定義については，P.52参照）．

Q6：同じ敷地内の別々の建物に住む患者さんへの訪問診療料の算定はどうなりますか？

あくまで同一建物が基準となるため，同じ敷地内であっても，それぞれの建物で1人のみ20分以上診療した場合には歯科訪問診療1（1,036点）をそれぞれに算定できます．20分未満の場合は70/100に相当する点数の算定となります．

Q7：同じ建物にいくつかの施設があり（1階特別養護老人ホーム，2階グループホームなど），そこでそれぞれ診療した場合の訪問診療料の算定はどうなりますか？

どのような施設かが問題ではなく，同じ建物で何人診療したかが重要なのです．そのため1階と2階で計2人診療し，またそれぞれ20分以上診療した場合は，歯科訪問診療2（338点）を算定することになります．

Q8：訪問診療後，病院に薬をご家族がとりにいらした場合は再診料が算定できますか？

算定できません．

Q9：同じマンションで2人以上の患者さんを診療した場合，診療時間に違いが出た場合の訪問診療の算定はどうしたらよいのでしょう？

同じマンションは「同一の建物」なので，2～9人を診療した場合には歯科訪問診療2（338点）を算定します．

ただし歯科訪問診療2が算定できるのは，20分以上診療した患者さんのみです．

例えば4人診療し，そのうち3人の診療時間は20分以上，1人は20分未満だとします．この場合，20分以上の3人に対しては歯科訪問診療2が算定できますが，20分未満の1人に対しては70/100に相当する点数による算定となります．また10人以上診療した場合は，診療時間に関係なく全員が歯科訪問診療3の算定となります．

Q10：有料老人ホームなどへ行って一度にたくさんの患者さんを診る場合，歯科医師の診療時間や，歯科衛生士の指導の時間の重複はできますか？

歯科医師，歯科衛生士とも1人の患者さんに対して診療を行うため，複数の患者さんに対し，診療や指導の時間を重ねることはできません．

Q11：粘膜疾患のない上下総義歯の方に歯科疾患在宅療養管理料（歯在管）は算定できますか？

歯科疾患管理料（歯管）はMT病名だけの有床義歯治療では算定不可です．ただし，総義歯の方で粘膜疾患で治療されている場合は算定可能であることはご存知のことと思います．

訪問診療においては上記の制限がないため，PD，FDのみの場合でも歯在管は算定できます．

Q12：歯科疾患在宅療養管理料（歯在管）の算定がある月に歯科疾患管理料（歯管）は算定可能ですか？

重複しての算定はできません．

Q13：月の途中で介護認定を受けた場合の請求留意点は？

本来，医療保険における訪問歯科衛生指導は月4回，介護保険において歯科衛生士が行う居宅療養管理指導も月4回算定できるのですが，同月に両方を算定する場合は，両方の保険からの給付を合算した回数が4回を超えないように注意してください．

Q14：歯科衛生士の単独訪問はできますか？

歯科衛生士の単独訪問による口腔ケアは可能です．ただし，次のことに気をつけてください．

① 医療保険での訪問歯科衛生指導（訪衛指）は，歯科医師による訪問診療日から 1 カ月以内に，また介護保険での歯科衛生士等居宅療養管理指導は歯科医師による訪問診療日から 3 カ月以内に訪問してください．

算定回数は月 4 回です．

医療保険では歯科医師が月 1 回，介護保険では 3 カ月に 1 回訪問していれば，歯科衛生士の単独訪問による口腔ケアは月 4 回まで算定することが可能ということです．

② 月 4 回までの算定ですが，歯科訪問診療料の算定はできません．また，たとえ 5 回訪問したとしても，5 回目は算定できません．

③ 指導の内容は患者さんにとって，療養上必要な歯科衛生士の専門的な知識を用いた指導であり，日常的な口腔清掃などの指導ではありません．

④ スケーリングの実施はできません（歯科衛生士は歯科医師の直接指導のもとでしかスケーリングを行うことができないからです）．

Q15：歯周病安定期治療（SPT）の算定はできますか？

歯周病安定期治療（SPT）の算定は歯管，歯在管を算定している患者さんが対象となるため，介護保険での居宅療養管理指導を算定している患者さんに算定することはできません．

Q16：訪問診療での X 線撮影はできますか？

撮影できます（歯科用ポータブル X 線撮影装置で撮影した場合）．

また，保険診療においての所定点数の算定および電子画像管理加算（10 点）の要件をクリアしていれば，おのおの算定可能です．

🏠 介護保険 Q&A

Q17：介護保険（居宅療養管理指導）は複雑で請求の仕方がわからないのですが？

医療保険，介護保険それぞれに請求すべきところを分けて請求してください．

介護保険で請求するところを医療保険で請求することはできません.

また,誤って医療保険で請求してしまったものを介護保険で新たに請求することもできません(近年,あとで不正請求として連絡がきて,返金しなければならない事例も起こっています).

介護保険の請求について,また請求方法についての正しい知識と理解が必要です.

Q18:介護保険証をもっているけれども,要介護認定を受けていない患者さんや,要介護認定を受けてはいるけれども実際にサービスを受けていない患者さんについても介護保険での請求はできるのでしょうか?

すべて,医療保険での請求となります.管理指導の部分は医療保険での歯科疾患在宅療養管理料(歯在管)・訪問歯科衛生指導(訪衛指)での請求となります.

Q19:介護認定を受けている患者さんに対し介護保険のみを算定することはできますか?

医療保険の算定なしに介護保険のみの算定はできません.

介護保険の算定は,訪問診療を行い,医療保険の歯科訪問診療料を算定することが前提です.

ただし,歯科衛生士の単独訪問については,はじめて歯科医師と歯科衛生士が訪問した日以降,その月に歯科衛生士のみが単独訪問することによる介護保険(歯科衛生士等居宅療養管理指導)のみの請求はありえます.

Q20:介護保険の限度額いっぱいのサービスを受けている場合にも訪問診療(居宅療養管理指導)は受けることができますか?

介護保険ではいろいろなサービスが単位数で決められています.介護ベットのレンタルには〇〇単位,お風呂のサービスなら〇〇単位というように,患者さんの要介護度により支給された単位数(限度基準額)の中で工夫をしていろいろなサービスを受けられるようにプランを立てるのがケアマネジャーです.

歯科医師,歯科衛生士が行う居宅療養管理指導は歯科医師の判断により行われるため,この支給された単位数(限度基準額)の対象外と

なります．ゆえに，訪問診療（居宅療養管理指導）は受けることができますし，算定することも可能です．

　訪問診療（居宅療養管理指導）もケアプランに含める必要があると考えているケアマネジャーには，

　①ケアプランの対象外であること

　②介護報酬の請求は歯科医院が直接国保連合会へ行うため，給付管理表への記載の必要がないこと

　を伝えてください．

Q21：障害者の方で要介護認定を受けている場合，介護保険の負担金はどうなりますか？

　障害者の患者さんは，医療保険ではほとんどが自己負担金は 0 です（一部 1 割負担の場合もあります）．しかし，介護保険においては 1 割，2 割または 3 割の自己負担金がかかります．

　介護保険負担割合証をよく確認してください．

Q22：居宅療養管理指導を算定しない訪問先とはどのようなところですか？

　①　介護老人福祉施設（特養）

　②　介護老人保健施設（老健）

　③　介護療養型医療施設（療養型病床群）

　④　歯科のない病院・診療所

Q23：介護保険を請求する際の自院の事業者コードとは，どのようなものですか？

　医療保険の請求に自院の医療機関コードがあるように，介護保険の請求には事業者コードが必要です．

　事業者コードは 10 桁の数字からできています．上 2 桁が県番号，3 桁目が歯科コード「3」，4 桁目からは自院の医療機関コードを並べれば，自院の事業者コードのできあがりです．

Q24：医院に掲示すべき書類はありますか？

　居宅療養管理指導を算定する際には，医院内に居宅療養管理指導の人員，設備，運営の基準に沿って自院の内容をまとめたものを掲示してください．

Q25：同一建物居住者と単一建物居住者の違いは何ですか？

・同一建物居住者とは<u>1日</u>に訪問診療を行う利用者数のことで，その人数によって歯科訪問診療1・2・3の算定点数や歯科訪問診療補助加算の加算点数が変わります．

・単一建物居住者とは<u>1カ月</u>に訪問診療を行う利用者数のことで，その人数によって介護保険の居宅療養管理指導費や医療保険の訪問歯科衛生指導料（訪衛指）の算定点数が変わります．

＊　　　＊　　　＊

第 3 編

前準備と訪問診療 Q&A

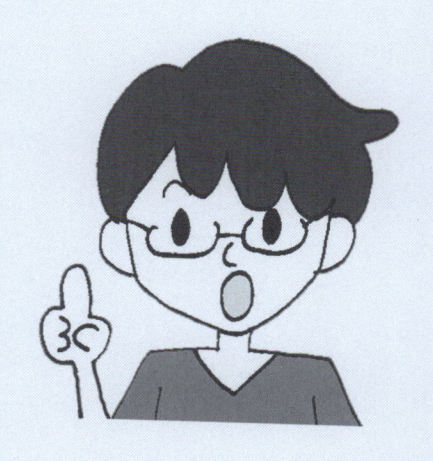

🏠 どんなことをすればよいのか？

訪問診療における依頼内容の大部分は，外来患者さんの主訴と変わりません．つまり「義歯が合わない」「詰め物が取れた」「歯ぐきが腫れた」「歯が痛い」といった内容です．

日常の診療では，自分の手におえない難抜歯や全顎矯正が必要な症例などは専門医に紹介していると思いますが，ほとんどの主訴に対応しているのが実際でしょう．

しかし訪問診療では，最初から広範囲な主訴に対応する必要はありません．また，診療室と同じ質の診療が提供できるはずがありませんので，行く前から過度に心配する必要はありません．

もし，訪問診療の内容や質を自院の診療室に近づけようと考えるのなら，診療室に近似した診療環境を訪問先に再現する必要があります．そのためには，たとえばタービン，エンジン，超音波スケーラー，バキュームなどを装備したポータブルユニットが必要です．

しかし，最初から多額の投資をしてポータブルユニットを購入する方はまずいないでしょう．逆に，まずは手持ちの器材でできる診療内容の依頼にのみ応じるというのはどうでしょう．

さらにステップアップするのか，現状維持でいくのか，もしくは訪問診療から撤退するのかは，しばらく実際に診療を行ってみてから考えるということにしてはどうでしょうか．

前述したように，実際に訪問診療を行ってみると，1回の訪問で目的が達せられることはあまりありません．しかし，現在より状況が少しでも改善すれば，ご本人もご家族も次への期待をもってくれますので，初回は応急処置または口腔ケアができればよいと考えてもよいでしょう．

1回目の訪問で診査をして，2回目の訪問で主目的に対応すればよいと考えれば，さまざまなハードルはぐっと低くなります．気負って初回から過大な準備をする必要はないと思います．

とにかく「行ってみる」「患者さんや介護者と話してみる」ことが重要です．

表1に，訪問診療初心者でも比較的容易に対応でき，しかも効果的な診療内容を示します．

表1　容易でしかも効果的な診療内容

対象	診療内容
有床義歯	修理，床適合（リライニング），褥瘡に対する調整
歯冠修復物	脱離物の再装着
歯	小さな齲蝕や知覚過敏への対応，ごく簡単な抜歯，動揺歯の固定（T-Fix），鋭縁の研磨
歯肉，粘膜	歯肉の腫脹への対応，口内炎への対応

表2　毎回の診療に必要なもの

1. 診療セット 　トレー，ミラー，ピンセット，探針，エキスカベーター
2. 口腔ケア用品 　口腔内用ウェットティッシュ，保湿剤
3. 照明 　LED ペンライト，ヘッドライト
4. その他の器具 　携帯用酸素，（聴診器，血圧計，パルスオキシメーター）
5. 救急医薬品 　診療室にある緊急用常備薬
6. その他 　ワッテ，アルコールワッテ，ロールワッテ，ガーゼ，グローブ，ゴーグル，紙コップ，ガーグルベースン（うがい水を受ける皿），ウェットティッシュ，タオル（エプロンとしても使用），手指用速乾性消毒薬，ゴミ袋，歯ブラシ，歯間ブラシ

🏠 最低これだけは準備したい

　実際に訪問診療を行ってみると，事前に伺った主訴に対する処置が必ずしも必要ではないこともありますし，別の処置が必要なこともあります．

初回からいろいろな内容に対応できるだけの器材を用意できればよいのですが，あまりにも気をまわしすぎると，持参する器材が膨大な量になってしまいます．前述したように，1回目は応急処置や口腔ケア，そして実際の診査により実状を把握してから，2回目の訪問時までに必要な器材をそろえるという考え方で対応すればよいと思います．

　ただし，診療内容にかかわらず，毎回の診療に必要なものがありますので，これらを**表2**に示しました．

　診療用トレーやコップは，ディスポーザブルの紙製のものが便利です（**図2**）．ウェットティッシュには，口腔内用の製品があり，うがいが困難な環境でも口腔内の清拭ができます（**図3**）．

　保湿剤は，乾燥した高齢者の口腔内を湿潤させることができます．いろいろな製品がありますが，当院では塗布するタイプのものを使用しています（**図4**）．

　照明は，広い照射野が得られるものなら LED ライトでよいのですが（**図1, 5**），ニッシン社の eBite は口腔内を大変明るく照らすことが可能で，有歯顎者では開口器としても機能するため便利です（**図6, 7**）．

　携帯酸素（**図8**）や血圧計は，ドラッグストアで売られている程度の製品でよいでしょう．

　訪問診療における患者さんは，ほぼ全員が全身疾患を有していますが（第5編参照），外来初診と違って，あらかじめ介護者などから全身疾患に関する情報を入手することが可能です．各診療室には緊急時に対応するための救急医薬品セットが常備されていると思いますので，念のため，それと同程度または必要と思われるものを持参しましょう．

　ゴミ袋は，削片の飛散防止などにも使用できるので，大きなものを多めに用意します（**図9**）．

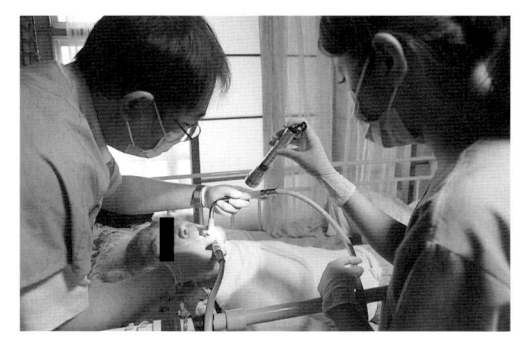

図1 訪問診療では照明も問題の一つ．アシスタントが LED ペンライトなどで明視野を確保する

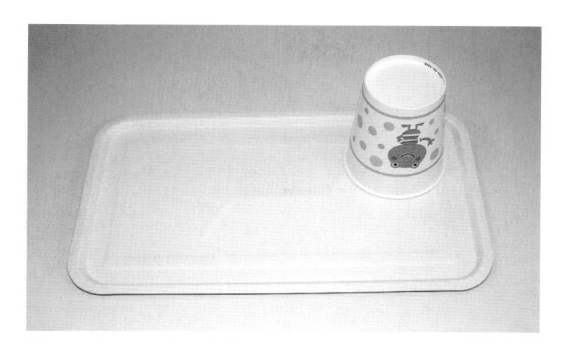

図2　ディスポーザブルの製品は，患者さんやその家族にも好印象を与え，しかも後片づけが楽

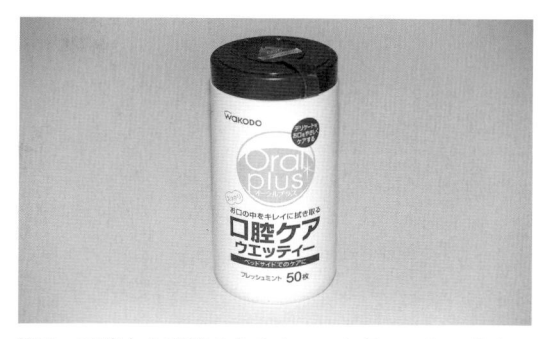

図3　口腔内を清拭できるウェットティッシュはたいへん便利

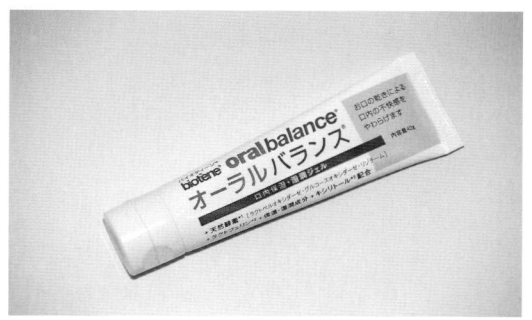

図4　唾液の分泌が少なく，口腔内が乾燥している高齢者には保湿剤を用いる

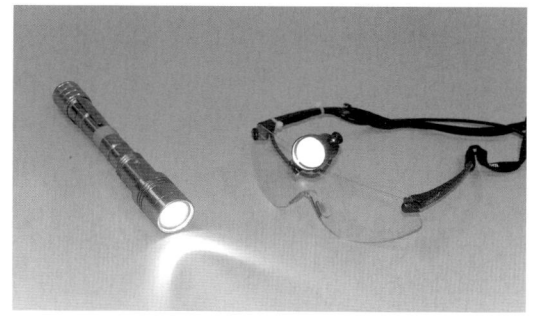

図5　照明には LED ペンライトまたはゴーグル等に付与された LED ヘッドライトなどを用いる

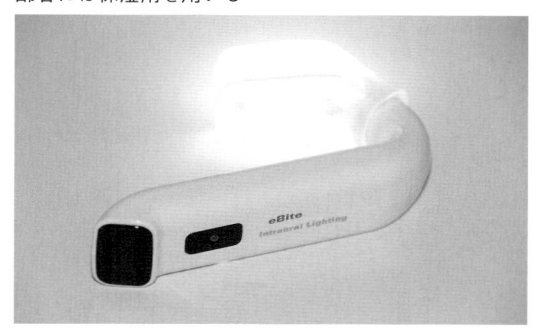

図6　eBite（ニッシン）は口腔内に装着する LED ライト

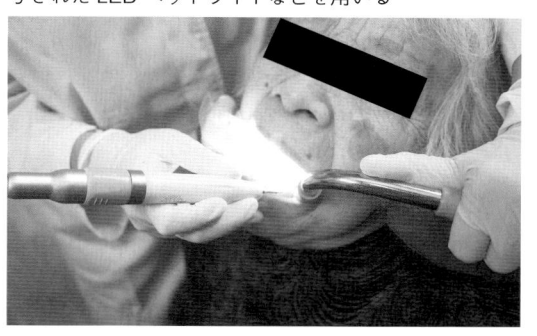

図7　eBite を装着することで，開口が維持され，口腔内が照らされる

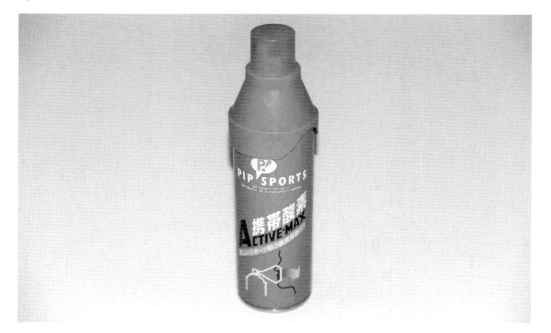

図8　製品によるが，2分程度の酸素供給が可能

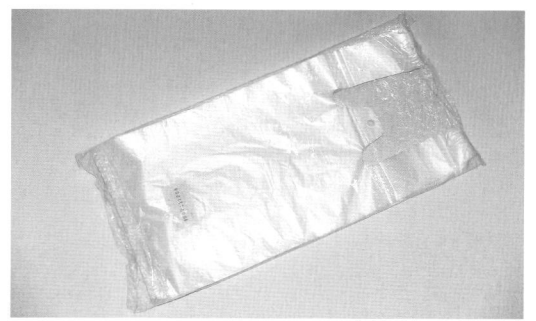

図9　たとえばアシスタントが袋を保持し，術者がその中で義歯を削るといった使い方もでき，また後片づけ時のゴミの持ち帰りにも使用する

🏠 各診療に必要な器材

この項では，各診療に必要な器材を示します．

これらは訪問診療初心者用に，しかも簡単な処置を前提として，通常の診療室にあると予想される器材から選んであります．ただし，診療のスタイルは術者によって異なると思いますので，自分の診療スタイルをシミュレーションして必要な器材をリストアップしてください．

あまり多くの物をもっていくわけにはいきませんが，訪問診療に忘れ物は禁物ですので，注意してください．

下記器材のほかに，**表2**(P.55)に示した「毎回の診療に必要なもの」を持参します．ポータブルエンジンは，最初は技工用のエンジンでよいのですが，コントラアングルヘッドに変えられない点は不便です．

🏠 目的別必要器材

1. 有床義歯への対応

① 診療内容：修理，床適合（リライニング），褥瘡に対する調整．

② 必要器材：ポータブルエンジン（**図10**），切削・研磨用具，デンフィット，瞬間接着剤（**図11**），即時重合レジン（**図12**），リライニング（リベース）材（**図13**），咬合紙，補強線（**図14**），プライヤー，ニッパー，義歯洗浄剤（**図15**），お湯（魔法瓶に入れて持参）（**図16**），ワセリン（**図17**）．

2. 歯冠修復物への対応

新たな作製は難しい場合が多く，再装着での対応が主となります．

① 診療内容：脱離修復物の再装着．

② 必要器材：ポータブルエンジン，切削・研磨用具，合着用セメント，接着性レジンセメント（**図18**），光照射器（**図19**），エアー缶（**図20**）．

3. 齲蝕歯への対応

高齢者の場合，加齢や薬剤の副作用による唾液の減少なども影響して，しばしば根面齲蝕が発生しています．

① 診療内容：小さな齲蝕の除去と充填．

② 必要器材：ポータブルエンジン，切削・研磨用具，スプーンエキスカベータ（**図21**），充填用グラスアイオノマーセメント，光重合型コンポジットレジン，CR充填器，光照射器，咬合紙．

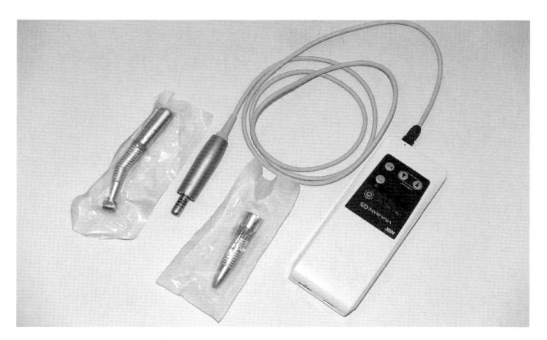

図 10　ポータブルエンジンはコントラアングルヘッドがあると便利だが，とりあえず技工用エンジンでも可

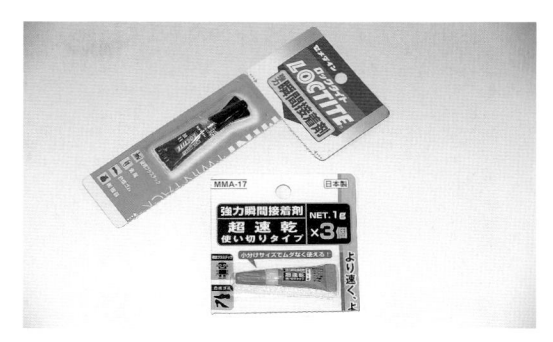

図 11　瞬間接着剤は破折義歯の仮着に便利だが，新品でないのならノズル部分が硬化していないことを確認しておく

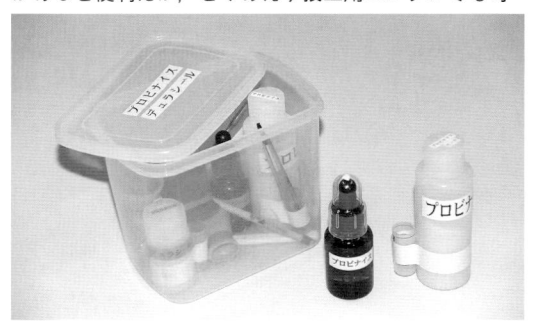

図 12　自分の好みの即時重合レジンを選択し，密閉型容器に入れて持ち運べるようにしておく

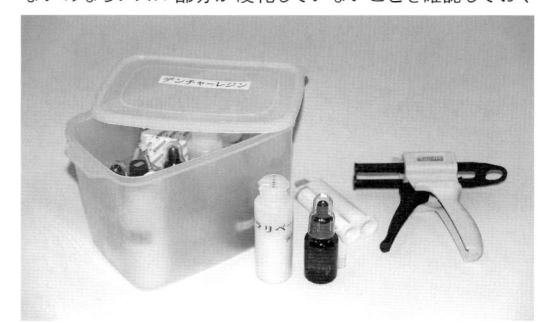

図 13　訪問診療では，有床義歯のリライニングが特に有効な治療手段となる

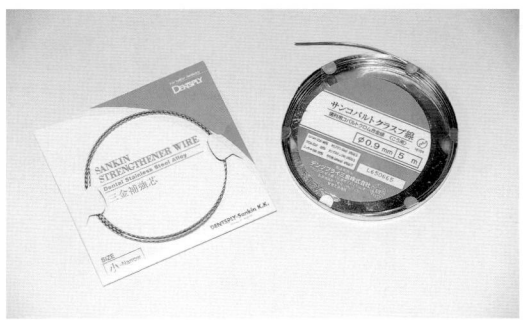

図 14　義歯用の補強線は，診療室で使い慣れたものを使用すればよい

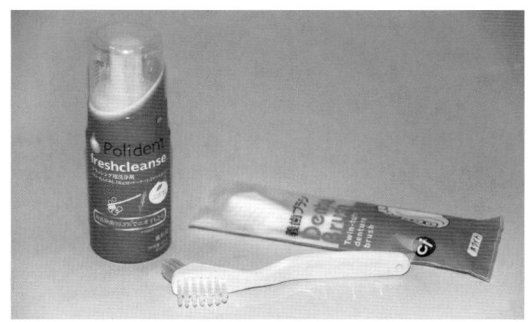

図 15　義歯洗浄剤のポリデント フレッシュクレンズ（ジーシー）は洗浄効果が高く，家庭でも使用できる

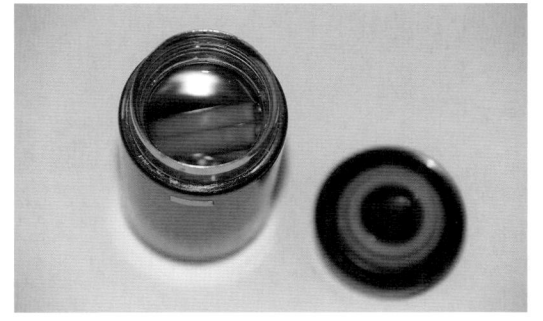

図 16　小型魔法瓶は，お湯だけでなく，溶かした寒天印象材を持ち運ぶのにも使用できる

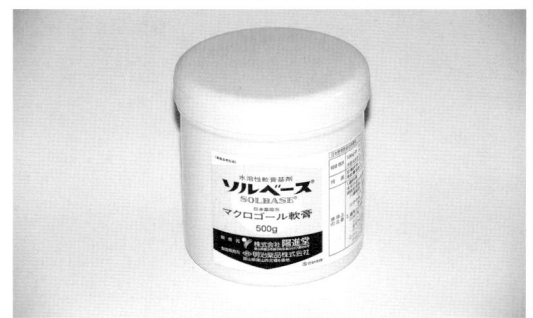

図 17　皮膚科用の軟膏基剤であるソルベースは，通販で入手可能で，水溶性ワセリン（分離材）として使用できる

4. 急性化膿性歯髄炎への対応

症例はそう多くはありませんが，すばやい対応が求められます．

① 診療内容：抜髄または鎮静．

② 必要器材：局所麻酔剤，ポータブルエンジン，切削・研磨用具，スプーンエキスカベータ，仮封材，根管治療用具（**図22**），酸化亜鉛ユージノールセメント（**図23**），鎮痛剤．

5. 知覚過敏への対応

根面齲蝕や摩耗などに付随した症状であることも多いです．

① 診療内容：口腔清掃と薬剤の塗布．

② 必要器材：知覚過敏薬．

6. 抜歯への対応

多くは動揺歯の抜歯で，麻酔なしで行えることもあります．

① 診療内容：ごく簡単な抜歯にのみ対応．

② 必要器材：局所麻酔剤，抜歯鉗子，外科用ガーゼ（**図24**），スポンゼル，抗菌剤．

7. 動揺歯への対応

動揺歯を固定して咀嚼できるようにします．

① 診療内容：動揺歯の固定（T-Fix）．

② 必要器材：ポータブルエンジン，切削・研磨用具，スーパーボンド（**図25**）．

8. 歯肉，粘膜への対応

歯周病の場合もありますが，口内炎，咬傷のこともあります．

① 診療内容：歯肉の腫脹への対応，口内炎の消炎．

② 必要器材：抗菌剤，鎮痛剤，注入薬（**図28**），生理食塩水（**図29**），シリンジ，アフタゾロンやケナログなど．

9. 誤嚥，摂食困難への対応

① 診療内容：指導，トレーニング．

② 必要器材：トレーニングチャート，食事の形態・姿勢などの指導用資料，軟口蓋挙上装置，パタカラ（**図30**）や，ラビリントレーナー（**図31**）．

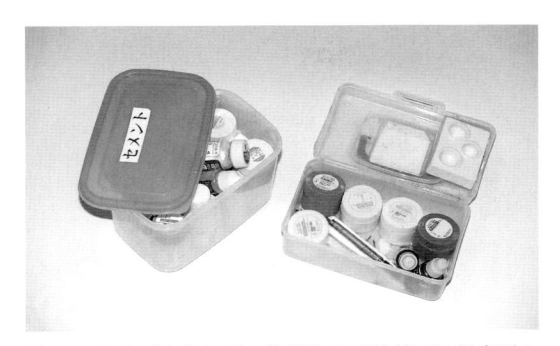

図18　適合が非常に悪い修復物の再装着には従来型セメントの使用が適していることもある

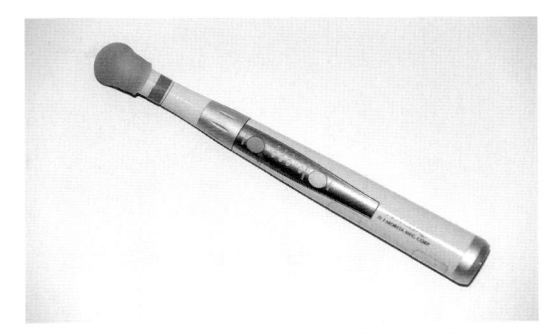

図19　光照射器はコードレスタイプの製品が便利

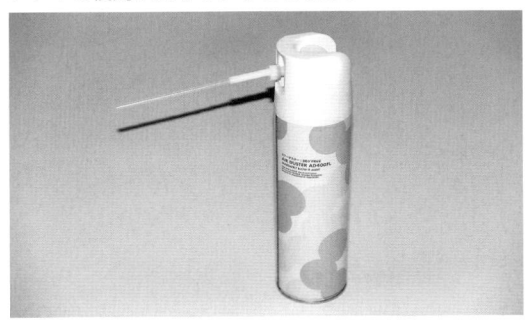

図20　医療用の製品ではないが，エアー缶は家電量販店やホームセンターでも入手可能

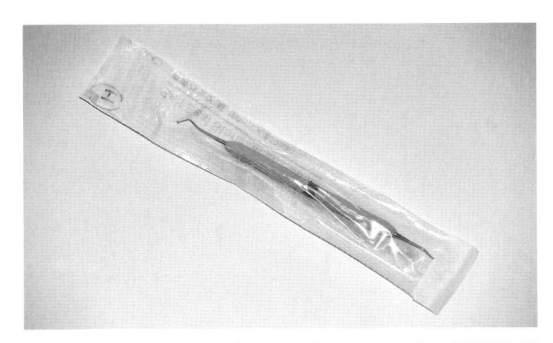

図21　よく切れるスプーンエキスカベータは訪問診療で威力を発揮することがある

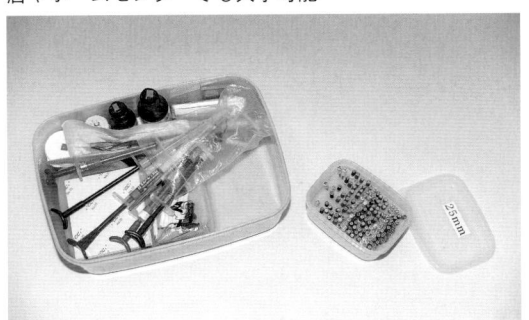

図22　根管治療には多くの器具が必要だが，できるだけコンパクトにまとめたい

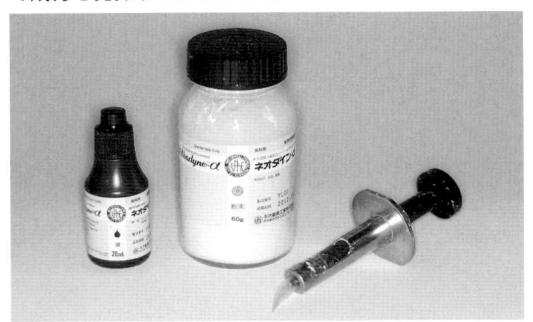

図23　セメント塡塞にCRシリンジが便利なことがある

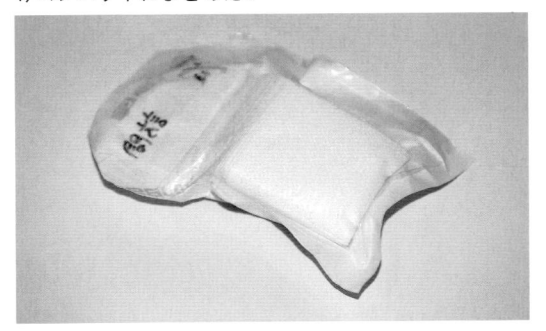

図24　外科用ガーゼは滅菌パックされた製品を購入するか，自院でパックする

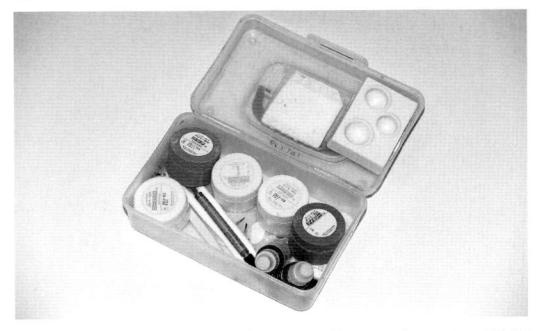

図25　スーパーボンド（サンメディカル）による動揺歯の固定は，患者さんに大変喜ばれる

🏠 ステップアップした場合の器材の一例

　最後に，いずれステップアップしたときに用意する可能性がある器材を示します．

　ポータブルユニット（**図 32**），ポータブル X 線撮影装置（**図 33**），eBite（P.54, 55 参照），舌圧測定器（**図 34**），聴診器，血圧計，パルスオキシメーター（**図 35**）．

　舌圧測定器は，文字どおり舌圧を測定する装置です．むせ，食べこぼし，流涎がある人の舌圧は対照者より有意に低く，結果的にそれら食物摂取障害によるタンパク質，エネルギー低栄養状態にある人の舌圧は有意に低いという研究結果があります．

　また，日常生活動作能力（ADL）と舌圧にも有意な正の相関が認められるため，患者さんの状態把握や舌圧強化訓練≒日常生活動作能力改善の動機づけや励みになります．

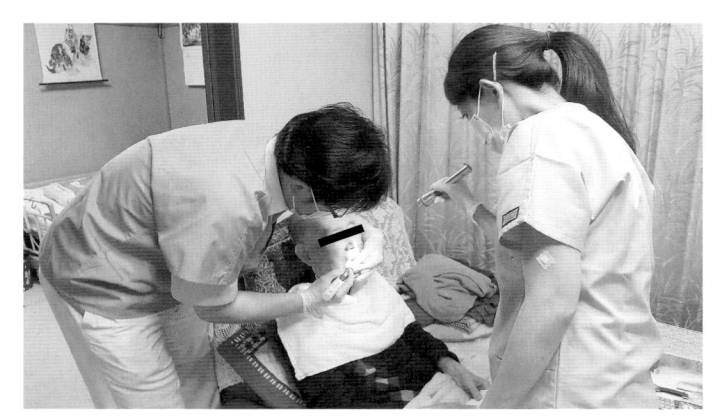

図 26　このような雰囲気で訪問診療が行われる

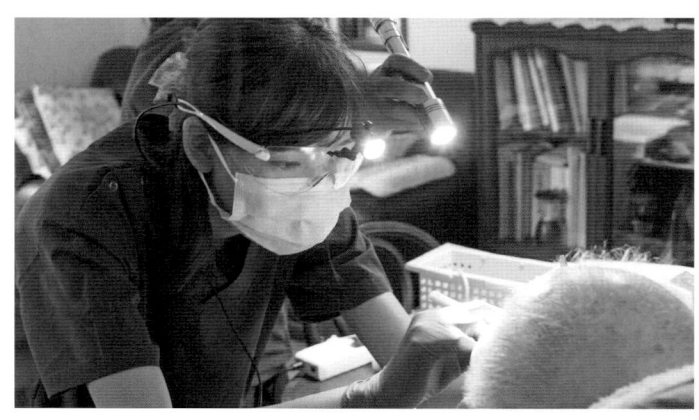

図 27　LED ペンライトは，明るくしかも小回りが利くので便利

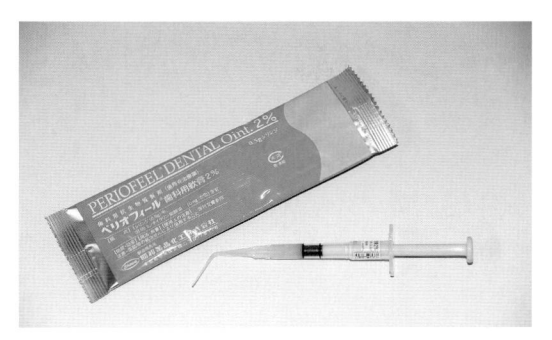

図 28　歯肉の腫脹による急性症状の緩解用に注入薬（歯科用抗生物質製剤）を持参する

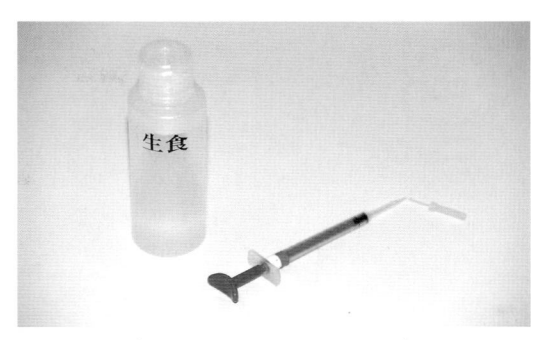

図 29　生理食塩水などは 100 円ショップや旅行用品店で購入した容器に入れるとよい

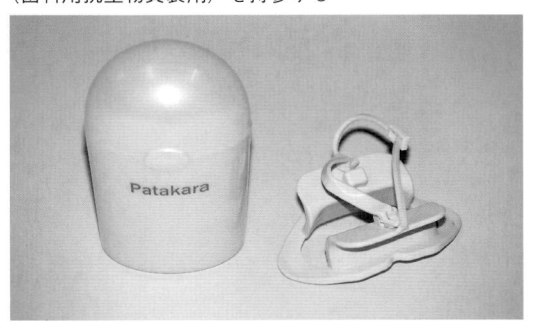

図 30　パタカラ（パタカラ）は口唇周囲や舌の筋力回復と維持に役立つ

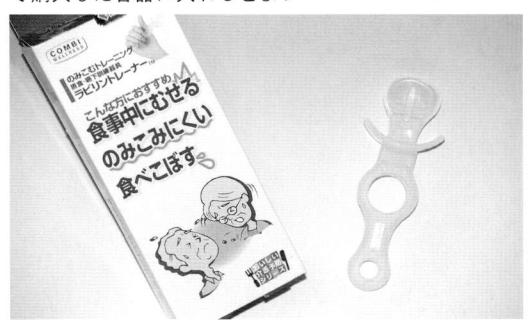

図 31　ラビリントレーナー（コンビウェルネス）により摂食・嚥下訓練を行う

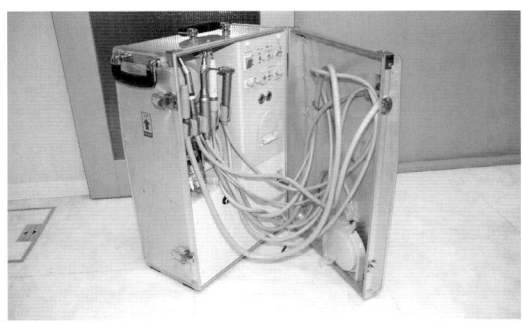

図 32　訪問診療が軌道に乗り，ポータブルユニットに投資すれば臨床の幅が広がる

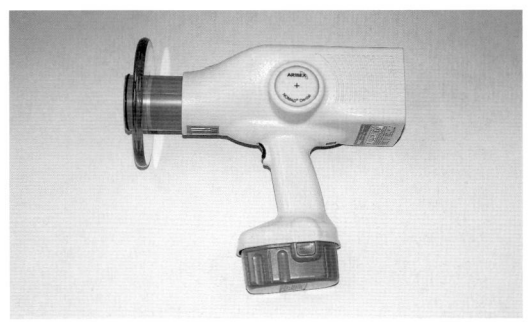

図 33　ポータブルの X 線撮影装置は，コードレスでの使用ができる

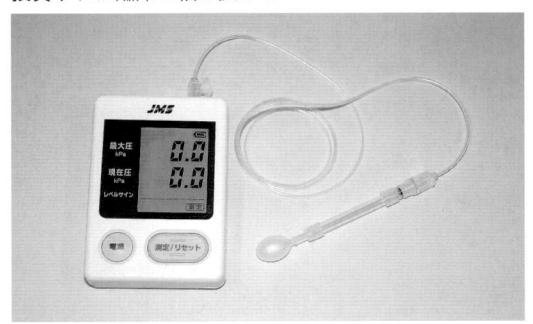

図 34　JMS 舌圧測定器（ジェイ・エム・エス）はジーシーが販売代理店

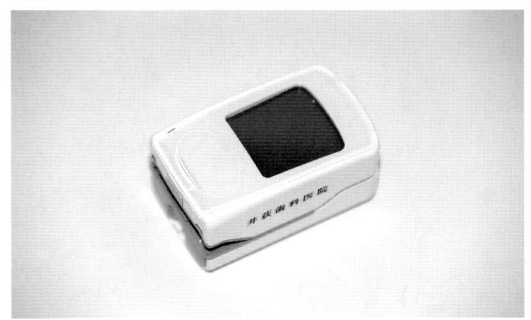

図 35　パルスオキシメーターは，いまでは比較的安価に入手可能

🏠 はじめての訪問診療

はじめて行う訪問診療ですから，不安になるのは当然です．しかし，前述しましたが，最初から気負う必要はありません．訪問診療では，診療室と同じ水準の診療ができるはずがありませんし，その点は事前の説明で患者さんや介護者も理解してくれているはずです．

はじめてのときには事前に多くの疑問が発生すると思いますし，実際に行ってみて生じる疑問もあるでしょう．以下に，実際に井荻歯科医院のスタッフが抱いた疑問を Q&A 形式で解説します．

🏠 こんな場合はどうするか？

1. 移動手段はどうするのか？

訪問依頼があったときには，介護施設や患者さん宅までの移動手段を考えなくてはなりません．最初から訪問用の車を購入することはまれでしょうから，移動手段は徒歩，自転車，バス，電車，自家用車，タクシーのいずれかになるでしょう．

訪問診療では持ち物が多くなるので，自家用車やタクシーによる移動が適していますが，渋滞などの交通事情を把握しておく必要があります．また，交通費は原則的に患者さん側が負担することになるので，事前に移動手段についても患者さん側と相談しておきましょう．

2. 訪問先の家がみつかるのか？

人の家を探すのは簡単ではありません．すべての家に表札が出ているわけではありませんし，番地表示も多くありません．インターネットで拡大した地図を打ち出して持参してもみつからないことがあります．事前に下見をしておければベストですが，近くまで行ったところで電話連絡し，家の方に外に出ていてもらうというのも一法でしょう．自家用車での移動なら，住所入力をしてカーナビを使用します．

訪問前日に確認の電話をすることも忘れないようにしましょう．

3. 車が置けなかったら？

管轄警察署から駐車許可証が円滑に発行されればよいのですが，自治体によってはそれもなかなか難しい場合もあるようです．

駐車スペースの有無は，患者さん側にあらかじめ確認しておきますが，都市部ではほとんど期待できません．

　　駐車スペースがない場合には，インターネットなどで複数のコインパーキングなどを探しておきます．

　　パーキング代についても、患者さんの負担になることを事前に先方に伝えておきましょう．

4.　どの時間帯に予約を取ればよいのか？

　　最初から在宅診療専門の日を設定しているのなら，余裕をもちつつ自由に予約を入れればよいでしょう．そうでなければ，最初のうちは，外来診療終了後や休診日に予約を取り，時間に追われずにゆったり対応できるようにしましょう．

　　不慣れな在宅での診療は，思いのほか時間がかかります．あとの用事のために焦るとよいことはないですし，患者さんも不安になります．さらに，患者さんや介護者との信頼関係の構築に重要なコミュニケーションの時間が失われてしまいます．

　　医科の訪問診療，リハビリテーション，入浴などのサービスで日々のスケジュールがいっぱいの患者さんの場合，夕方以降の診療を望まれる方も多いのですが，安易に妥協して医療の本質を見失わないようにしましょう．

　　全身疾患を有する患者さん（第5編参照）の場合，症状が安定している時間帯を介護者から聞き，その時間帯に診療を行うようにします．

5.　何人で行ったらよいのか？

　　1人でできる診療行為もありますが，ライトを持ってもらうことなどを考えると，2人が基本となります．

　　人手が多いと，助かる場面も多いのですが，診療の場が狭いことが多いので，最初から大勢で行っても邪魔になってしまいます．1回目の訪問で状況を把握し，2回目以降の人数を診療内容，患者さんの状態によって決定するとよいと思います．

6.　スリッパを持っていくのか？

　　おそらく先方で配慮してくれているとは思いますが，スリッパを使いたいなら，初回は用意しておいてもよいと思います．一度行ってみれば状況はわかります．自分のものを使用したければ毎回持参しますが，スリッパを履くと体が安定しないことを敬遠して，使用しない術者もいます．

7. 誰か立ち会ってくれるのか？

訪問診療では，介護者などの立ち会いは必須です．立ち合いがない場合は診療をしてはいけません．特に認知症の患者さんの場合，おびえたり，「〜を盗まれた」といった誤解を招くこともあるので，これは必ず守るべきルールです．

8. どのような態度をとればよいのか？

知らない人が自分の部屋にやってくることを考えてください．他人の家を訪問するのは気が進まないかもしれませんが，迎える側にはさらに抵抗があるでしょう．「訪問させていただく」というスタンスであいさつをしましょう．

高齢者の価値観は，若年者と異なる場合があります．服装，髪型，態度に注意し，安心感をもってもらうために，清潔感，礼儀や相手を敬う気持ちや適度な笑顔も忘れないようにします．

9. お茶，お菓子，食事，心づけなどを出されたら？

訪問先との人間関係の問題だと思います．お茶やお菓子は，固辞すると角が立ちますし，お茶の時間は，患者さんや介護者とのコミュニケーションの場ともなります．いきなり食事が出ることはないはずですが，もし聞かれたら丁重にお断りしましょう．

心づけを渡されることもないとは思いますが，診療室での場合と同様に考えればよいでしょう．

10. トイレに行きたくなったら？

事前にすませておきますが，何軒か続けて訪問するような場合は，必要ならお貸りしましょう．

11. 訪問当日にスタッフの体調が悪くなったら？

患者さんの多くは免疫力が低下しているため，風邪などの感染症に罹患しているスタッフを同行させてはいけません．訪問後に患者さんが偶然なんらかの感染症を発症した場合に，無用な誤解を生まないためにも，ちょっとした咳やくしゃみにも配慮しましょう．

花粉症の時期に鼻汁が出る場合は，不快感を与える失礼をお詫びしながら，風邪ではなく花粉症であることを説明したほうがよいかもしれません．

12. 器具はどこに置くのか？

診療場所にテーブルや台を用意してもらい，そのうえに持参したトレーを置くようにします．

13. 手は洗えるのか？

診療前後には手を洗えることと思いますが，診療中の手洗いには制約があるかもしれません．ウェットティッシュや，速乾性の手指消毒剤を持参すると便利です．

14. 削片などを飛散させないためには？

診療室の床は清掃がしやすくなっていますが，一般家庭はそうではありません．

有床義歯の修理や床適合時にレジンを削る際には，大きめのゴミ袋を用意し，その中で削るようにします．

15. 照明はどうするのか？

ゴーグル等に付与された LED ヘッドライトが便利です．ペンライトの場合は，介護者に持ってもらうこともできますが，診療内容を熟知した同行アシスタントが持つほうが効率的です．有歯顎者用の開口器を兼ねた LED 照明器具もあります（P.56，57 参照）．

16. 発生したゴミはどうするか？

すべて持ち帰ります．ゴミ袋は，防塵，防水などいろいろ使えるので，多めに用意しておきます．

17. 予定していた診療ができるか不安……

予定どおりには行かないと思っていたほうがよいでしょう．診療室とは環境が異なり制約が大きいことや，患者さんの状態が毎日同じではないことは先方も承知しています．前述したように，予定どおり進行しなくても，少しでも前進すれば，患者さんや介護者は納得してくれることがほとんどですので，心配はいりません．

毎回同じスタッフが同じ患家に通っていると，その日の患者さんの体調や気分を感じとることができるようになります．

場合によっては，逆に予定していた診療内容を変更することも必要になるかもしれません．

第4編

行ってみよう！　訪問診療

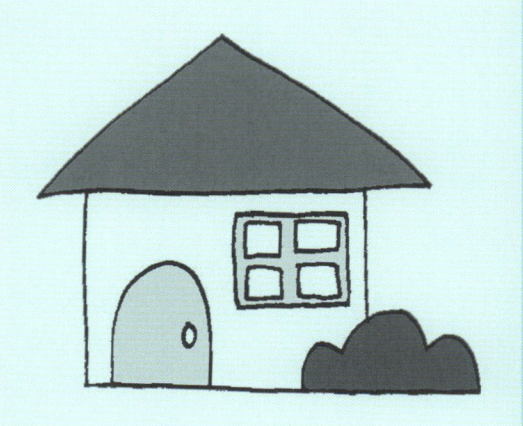

🏠 診療時の患者さんの体位は？

　まず，必要な器材のセッティング（図1）を行い，椅子，座椅子，車椅子に座れるなら患者座位で診療します（図2）.

　ベッド上で診療を行う場合，仰臥位では誤飲や誤嚥の危険性があるため，できれば座位，半座位とします.

　半座位とは，具体的にはリクライニングできるベッドであれば30°程度上半身を起こし，頭や首の下に薄いクッションや枕を入れて体を安定させるようにすることです. 必要に応じてアシスタントが患者さんの頭部を支えます.

　リクライニングできない場合も，周囲にあるものを利用して，やや上体を起こしますが，その患者さんにとって無理がない姿勢であることが原則です. 寝たきりの場合は，顔を横にしてもらいます.

🏠 うがいはできるのか？

　できる患者さんとできない患者さんがいます. うがいができる患者さんなら，コップと吐水用の洗面器などを用意してもらうか，ガーグルベースン（図3, 4）を持参します. 必要に応じて，コップに手を添えるなどの配慮をします.

　一部の高齢者や脳卒中の後遺症状のある方の場合は，うがいがうまくできないことがあります. 誤嚥性肺炎を防止するためには，まず口腔内をできるだけ汚染（除去したプラークを口腔内に落とすなど）させないこと，そして診療後には口腔内を口腔内用ウェットティッシュ（P.57）やガーゼで何度も拭うことが効果的です.

　口腔内用ウェットティッシュやガーゼで拭うのは，比較的容易かつ安全な清掃法なので，介護者による日常介護にもお勧めしています.

🏠 急に患者さんの具合が悪くなったら？

　訪問診療が必要な患者さんのほぼすべてが全身疾患を有しています. 全身疾患は事前に把握できますし，その患者さん固有の容態は介護者が把握しているはずですので，過度な心配はいりません.

　しかし，緊急事態発生時に対処を相談できる提携病院を確保しておくことも安心のために望まれることですし，状況によってはかかりつけ医に電話などで相談します. 第5編に示す重篤な急性症状が発現したら，躊躇なく救急搬送をすべきです.

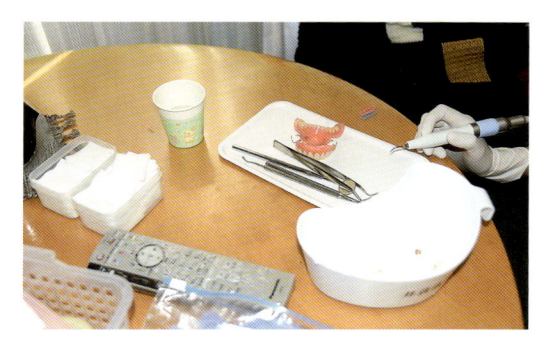

図1　テーブルを借りて，トレーやコップなどを置かせてもらう

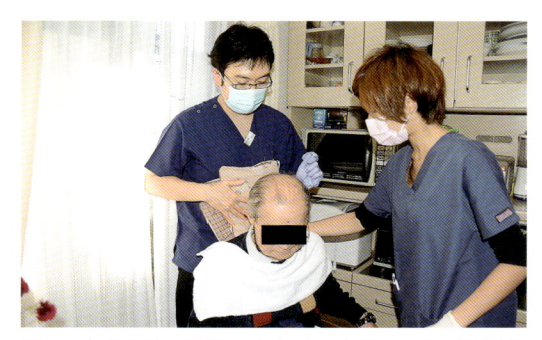

図2　患者座位が可能であれば，座位のほうが仰臥位より事故が少ない．頭を安定させること

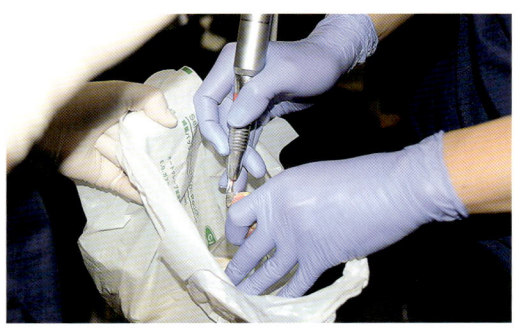

図3　うがい水を吐き出すためのガーグルベースン

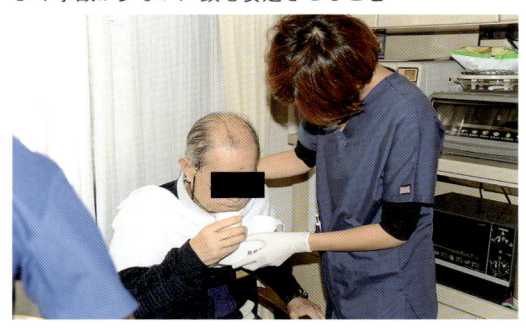

図4　背中に手を添えるなどの配慮をし，吐き出しやすい位置にガーグルベースンを保持する

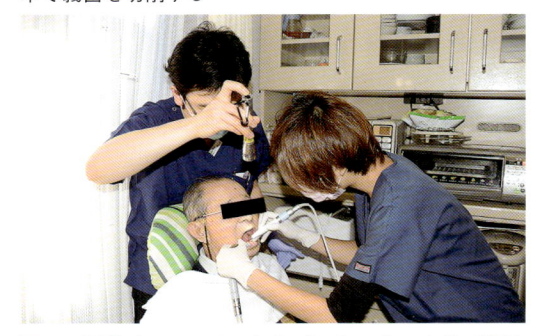

図5　削片などを飛散させないために，ビニール袋の中で義歯を切削する

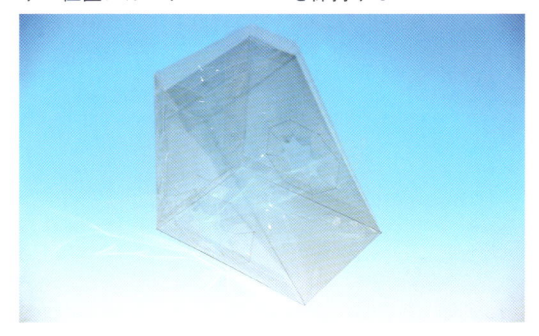

図6　ディスポダストシューターがジーシーから販売されている

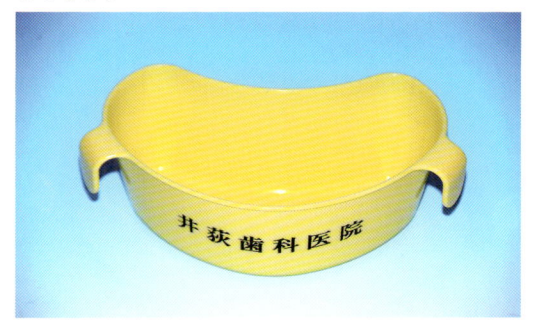

図7　照明がペンライトならばアシスタント役が保持するとよい

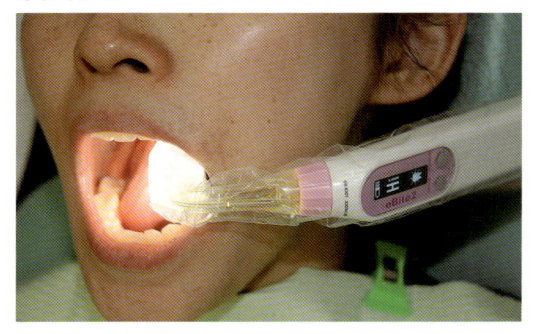

図8　口腔内の照明と開口の維持ができる eBite2（ニッシン）

🏠 はじめての訪問診療

　訪問診療では，キーパーソン（親族など，P.28 参照）やケアマネジャーとの事前の打ち合わせが重要です．しかし，あとは実際に行ってみるしかありません．不安は多いと思いますが，最初からスムーズに診療が進むはずがありませんし，たとえ順調に進まなくても，診療に伺ったこと自体を感謝される場合も多くあります．それでも不安ならば，以下のような考えではじめればよいかもしれません．

①　義歯調整や脱離物再装着などの簡単な処置から行ってみる．

②　初回は状態の把握とし，その結果に応じて今後の計画を考える．

③　状況が少しでも改善すれば成功と考える．

④　診療不可能な内容であれば専門家を紹介することにしておく．

⑤　まずは患者さんや介護者と話してみる．

🏠 事例にみる訪問診療の流れ

　はじめて在宅診療を行うときには，いろいろなことを考えてシミュレーションすると思いますが，実際の訪問診療の一例を示しますので，診療の流れと診療中の雰囲気を知るための参考にしてください．

　患者さんは 82 歳の男性で，井荻歯科医院のある東京都杉並区上井草から車で 10 分ほどの住宅地にお住まいです．以前は当院に通院されていましたが，足を悪くされて現在はご自宅内ですごしています．患家にはすでに数回の訪問実績があります．患者さんは座位をとることが可能で，コミュニケーション能力にも大きな問題はありません．

　同居のご家族は奥様だけであり，奥様が診療内容の説明，訪問日の決定，医療費の支払いを受け入れてくれるキーパーソンとなっています．話好きな気さくな奥様で，診療後にはいつもお茶を出してくれます．本来，そのような接待は辞退すべきなのかもしれませんが，患者さんや奥様とのコミュニケーションのよい機会ですし，信頼関係の構築や情報収集の好機でもあるので，毎回ありがたく頂戴しています．

　この日の診療内容は，有床義歯の調整と，残存歯のスケーリングなどです．実際の診療では患者さんの状態の改善はもちろんですが，部屋を汚さない配慮もしています．

　今回は歯科医師 1 名，歯科衛生士 2 名の計 3 名で伺い，移動には井荻歯科医院の車を使用しました．診療は約 1 時間で終了しています．

① **必要な書類の確認（図9）**

　カルテや必要な書類を確認します．

　前回の診療の請求書や領収書も忘れずに用意します．

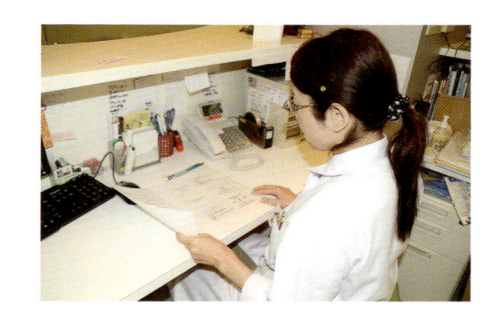

② **器材の用意（図10）**

　訪問診療では忘れ物は許されません．

　その日の診療内容をチェックし，必要なら持ち物リストを作製して忘れ物を防止します．

　運搬には持ちやすく，中身が見えて取り出しやすい大型バスケットが便利です．

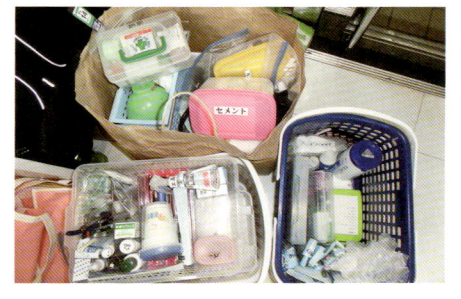

③ **荷物の積み込み（図11）**

　この日はポータブルユニットを使用するため，車に積み込んでいます．

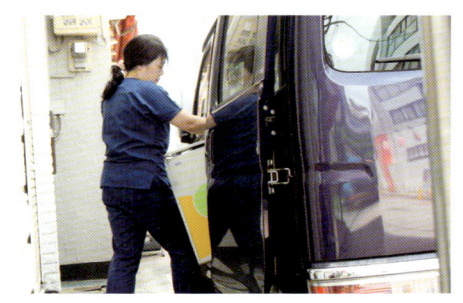

④ **出発（図12）**

　井荻歯科医院では訪問診療専用車を用意していますが，一般的には自家用車や，タクシーなどの公共交通機関を使用することと思います．

　交通渋滞の情報もあらかじめ取得しておき，それに応じて出発時間を決定します．

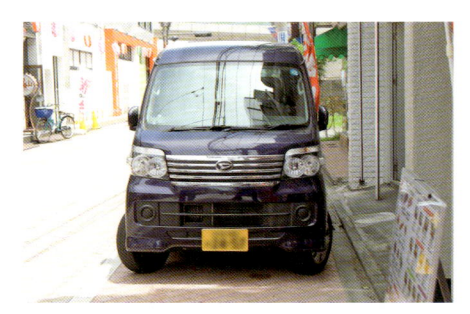

⑤ **目的地を探す（図13）**

　初診であればカーナビや印刷しておいた地図をたよりに目的地に向かいます．

　この日は再診なので場所はわかっています．

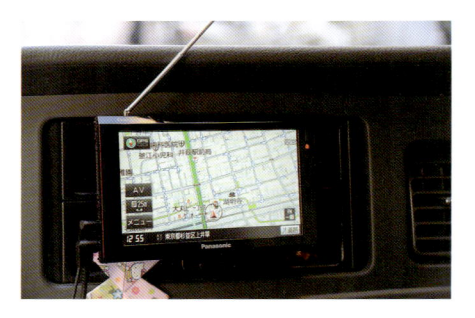

⑥　**患者さん宅に到着**（図 14）

　初診であれば患者さん宅に電話し，家族に家の前に出ていてもらうのも一法です．

　駐車スペースについては，事前に確認しておきます．

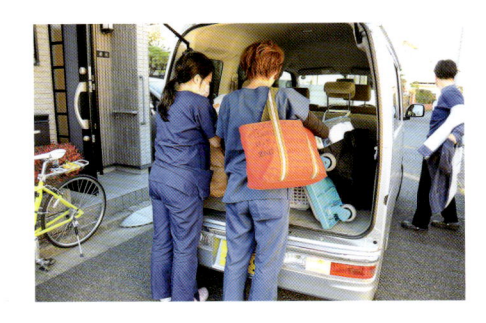

⑦　**ご家族にあいさつ**（図 15）

　この日は再診ですが，もし初診であっても，事前にご家族と面識があるのが一般的でしょう（以下の写真掲載については，患者さんとご家族の了承を得ています）．

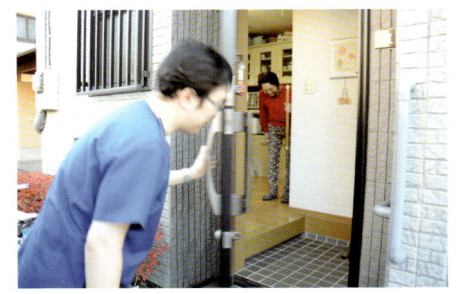

⑧　**荷物の搬入**（図 16）

　ポータブルユニットのような大きくて重い荷物がある場合は，家の床や壁を傷つけないように注意しましょう．

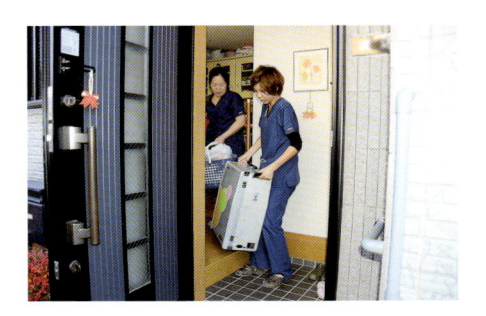

⑨　**患者さんにあいさつ**（図 17）

　患者さんの緊張をほぐすようなあいさつを心がけましょう．それは外来診療と同様です．

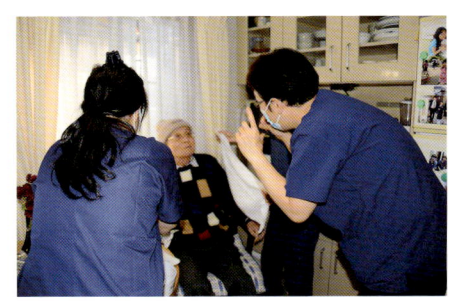

⑩　**前回分の会計**（図 18）

　用意しておいた請求書や領収書を用いて，前回分の診療費の精算を行います．

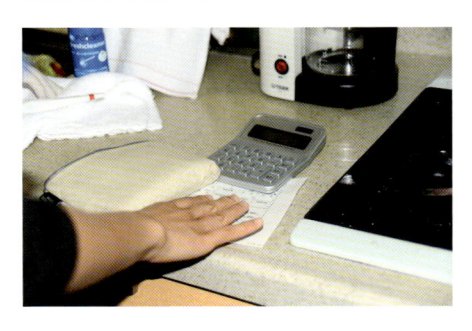

⑪　**診療の用意（術者）（図 19）**

用意してもらったテーブルの上に器材をならべます．効率よく診療ができるように，器材を配置しましょう．

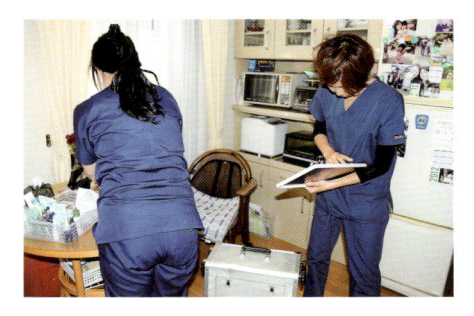

⑫　**診療の用意（術者）（図 20）**

診療時は，このような浅いバスケットに材料などを入れておくと，必要なものをすぐに見つけることができるため，便利です．

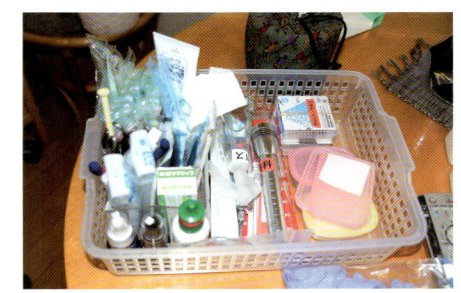

⑬　**診療の用意（患者さん）（図 21）**

無理のない範囲で本日の診療に適した体位をとってもらいます．基本は座位，または半座位です．

今回は背中と頭のうしろにクッションを入れて，体を安定させました．

エプロンのかわりに，持参したタオルを使用しています．

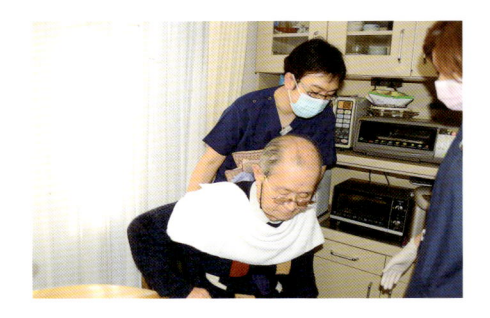

⑭　**診療開始（図 22）**

診療内容の説明の後，グローブを装着して診療開始です．

顎堤に有床義歯による褥瘡があるようです．

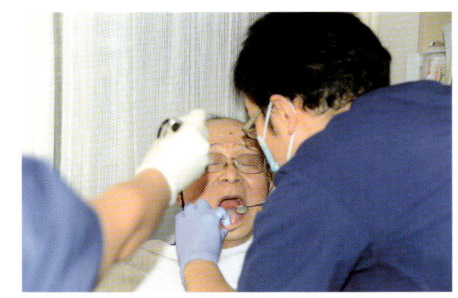

⑮　**照明（図 23）**

アシスタントはペンライトを用いて照明にしました．ゴーグル等に付与したヘッドライトによる照明も有効です．

一般的に周囲のスペースに制約があるので，全体の配置を考えましょう．

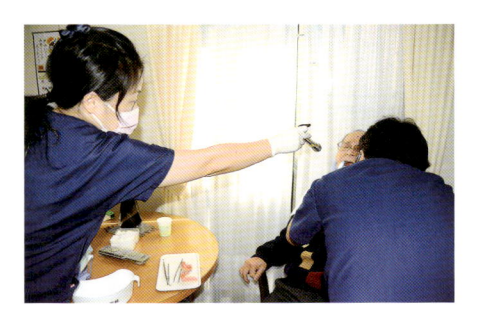

⑯　**トレー**（図24）

　ディスポーザブルの紙トレーは，清潔感があり，後片づけも容易です．

　トレーには頻繁にアクセスするので，できれば術者の近くに配置します．

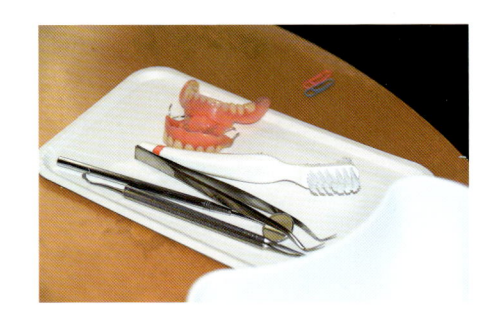

⑰　**有床義歯の洗浄**（図25）

　流しをお借りし，義歯洗浄剤（ポリデント・フレッシュクレンズ，P.59，図15）を用いて義歯の洗浄を行いました．

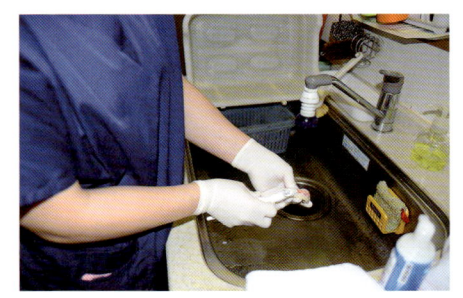

⑱　**義歯調整**（図26）

　義歯の削除は，削片が飛散しないように，ビニール袋の中で行います．

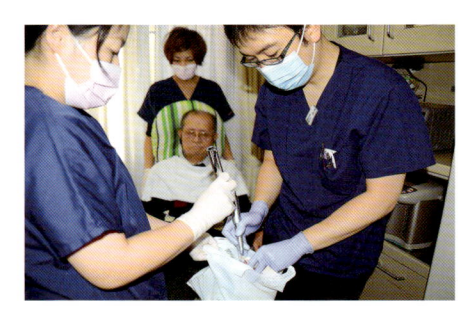

⑲　**スケーリング**（図27）

　超音波スケーラーを用いて，残存歯のスケーリングを行いました．

　患者さんには頻繁に声かけを行います．

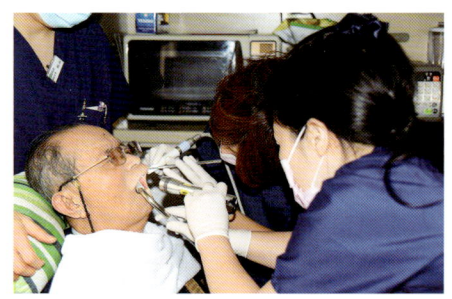

⑳　**うがい**（図28）

　うがいの吐水は，ガーグルベースン（P.71，図3）で受けています．

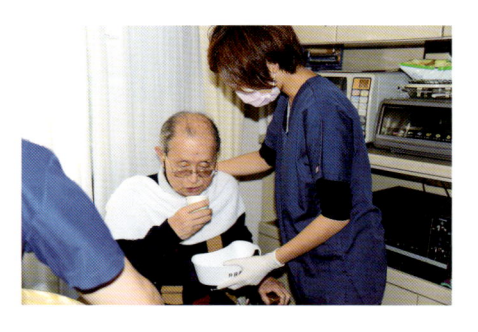

㉑ **診療中の全景**（図29）

このような状態でスケーリングを行いました．
実際にはさらに狭い環境で診療することもあります．

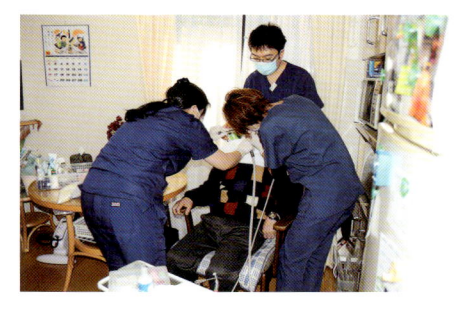

㉒ **義歯床下の残根の清掃**（図30）

患者さんに見てもらいながら，ワンタフトブラシを用いて，義歯床下の残根を清掃しています．

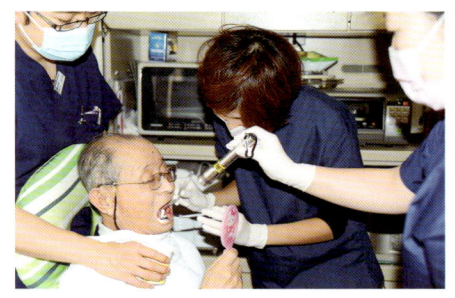

㉓ **ご家族の参加**（図31）

奥様に残根の位置と清掃方法を説明しました．
奥様は残根の存在をご存じありませんでした．

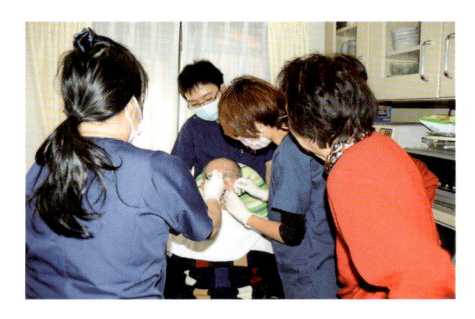

㉔ **後片づけ**（図32）

診療が終わったら後片づけです．
床を汚さないように注意しましょう．

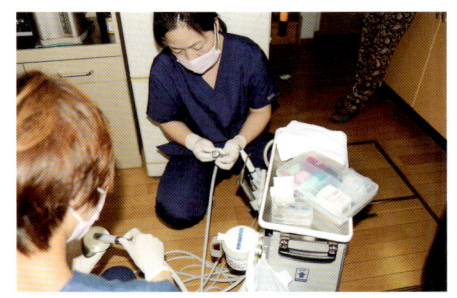

㉕ **ゴミの始末**（図33）

発生したゴミや持参したタオルなどは，すべて持ち帰ります．

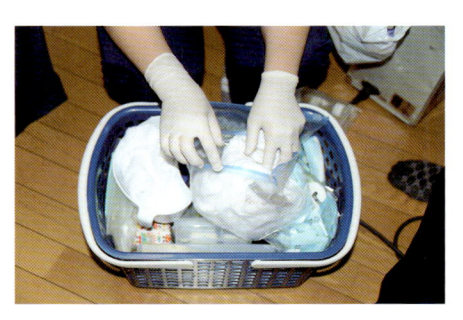

㉖　**手指の消毒**（図34）

　グローブをはずし，速乾性消毒薬で手指の消毒を行いました．

　これなら洗面所を貸してもらわなくてすみます．

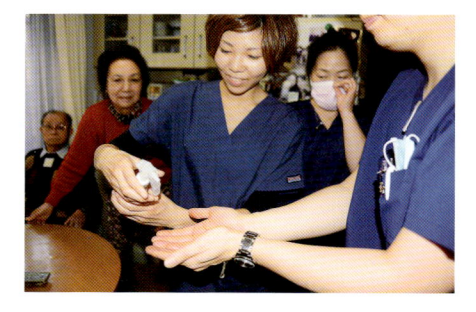

㉗　**次回の予約**（図35）

　持参したアポイント帳を使用して，次回の予約日を決めます．

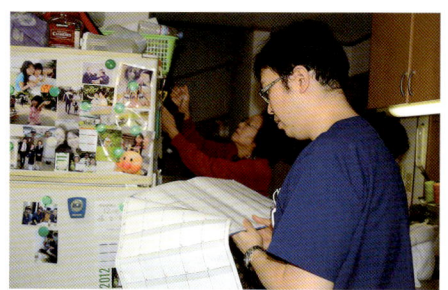

㉘　**コミュニケーションの時間**（図36）

　お茶を出していただきました．

　本来は辞退すべきなのかもしれませんが，患者さんやご家族とのコミュニケーションの絶好の機会ですので，頂戴しました．

　会話は信頼関係の構築や，情報の収集に役立ちます．

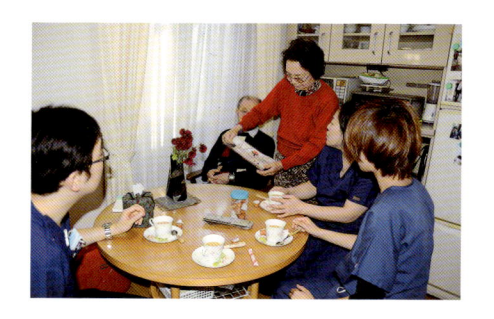

㉙　**荷物の搬出**（図37）

　搬出時も家を傷つけないように注意します．

　忘れ物がないようにしましょう．

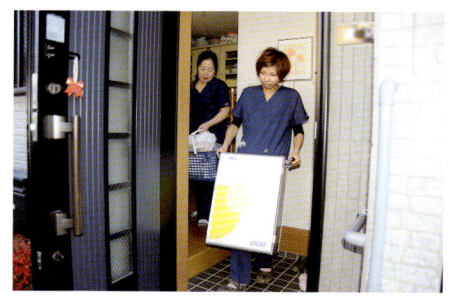

㉚　**車への荷物の積み込み**（図38）

　周囲の交通に注意して，荷物を往診車に積み込みます．

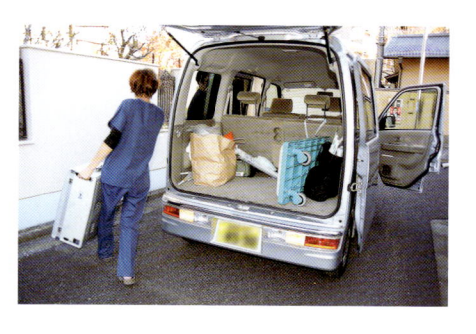

㉛　**あいさつ（図 39）**

患者さんやご家族にあいさつをして終了です.

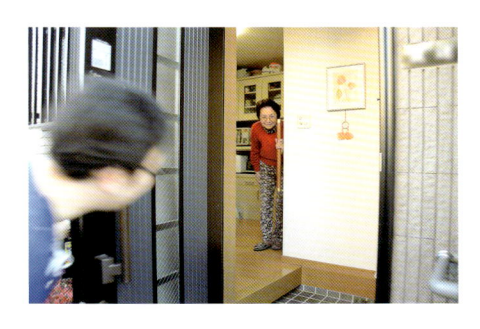

㉜　**診療室に帰着（図 40）**

診療室に到着したら, 荷物の搬入と整備を行います.

器材の滅菌や消毒を行い, 不足分は補充して次回の診療に備えます.

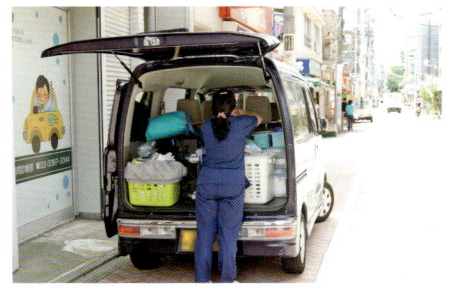

㉝　**請求の手続き（図 41）**

当院には専門のスタッフがいるので, 書類を提出して保険請求をしてもらいます. 次回患家に持参する請求書と領収書も作成します.

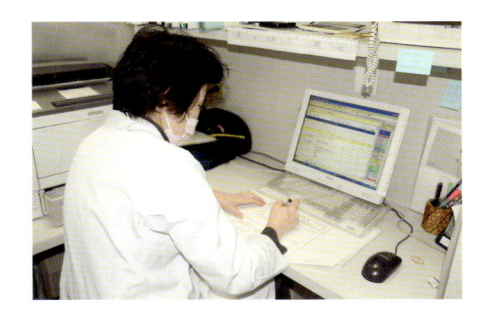

訪問診療では忘れ物は厳禁です.「せっかく行ったのに器材不足で十分な診療ができなかった」などということがないように, 十分な用意をしましょう.

診療室に帰ったら, 次回の診療内容の打ち合わせをして解散です.

カルテは患家で書いてもよいのですが, 場所がなかったり時間がかかって迷惑そうであれば, 患家ではメモ書き程度として帰院してから書いてもよいでしょう. その他, 必要書類をチェックし, 必要事項を記入します.

以上のように, 当院が行っている訪問診療も比較的簡単な内容のものがほとんどです. 今回も, 手用スケーラーを用いればポータブルユニットは不要でした.

訪問診療の雰囲気を知っていただくために, P.80, 81 に診療中のスナップ写真を示します.

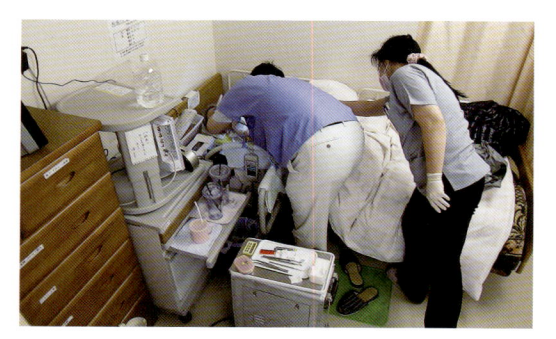

図42　状況によってはかなり無理な体位での診療を強いられることがある

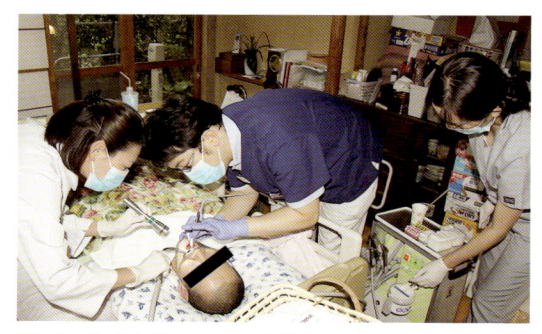

図43　患者座位または半座位が原則だが，仰臥位での診療を強いられることも多い

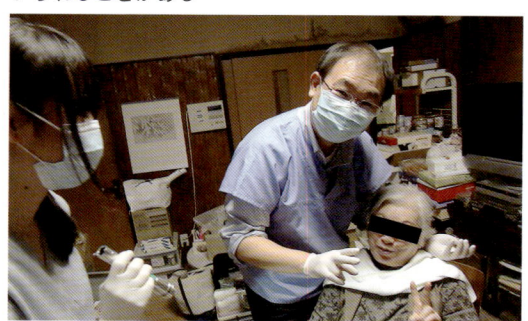

図44　患者さんとの信頼関係が構築できると，診療もスムーズに進行しやすい

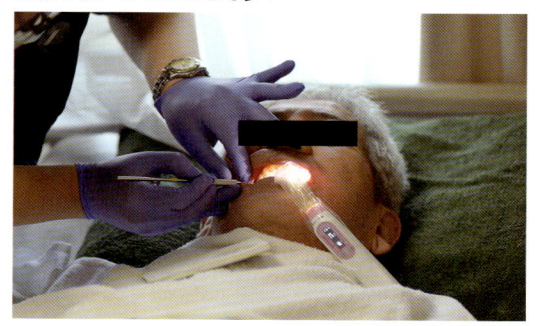

図45　eBite2 は先行の eBite にいくつかの機能を追加した照明装置である

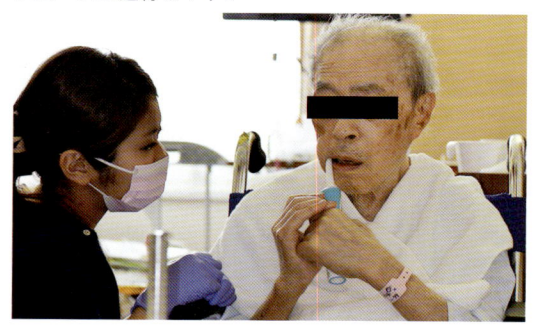

図46　手の動きに制約がある患者さんには電動歯ブラシが有効な場合がある

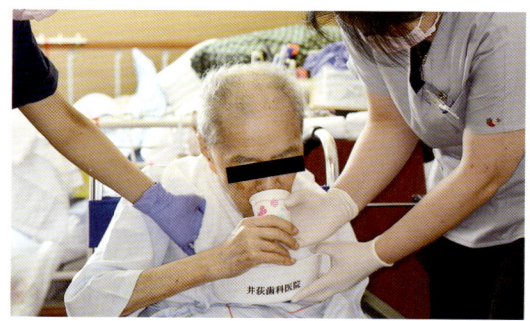

図47　うがい時には患者さんがむせないように少し前傾してもらう．また水をこぼさなくてすむように細心の注意をはらう

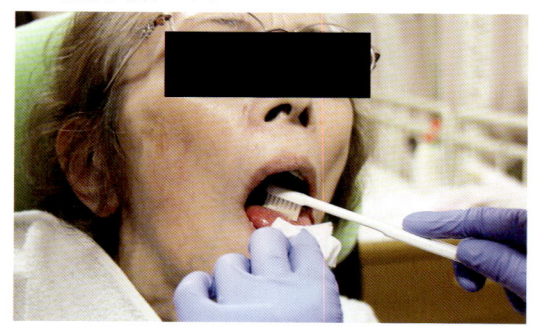

図48　口腔内の細菌数を少なくするために，残存歯のみでなく舌の清掃と清掃指導を行う

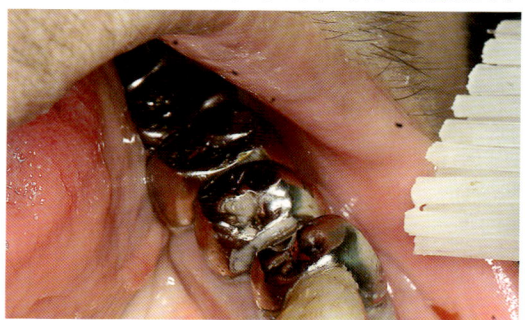

図49　除去したプラークを歯肉や粘膜上に残すと誤嚥性肺炎の原因となるので注意する

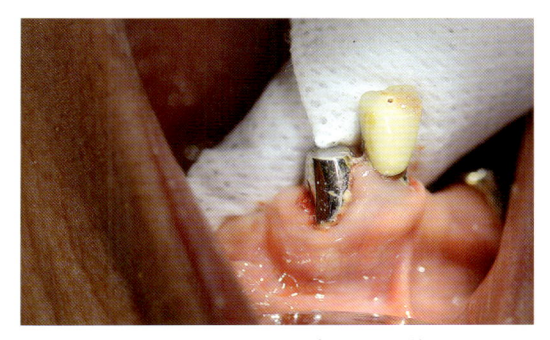

図 50　コーピングの歯頸部にプラークの停滞がみられる

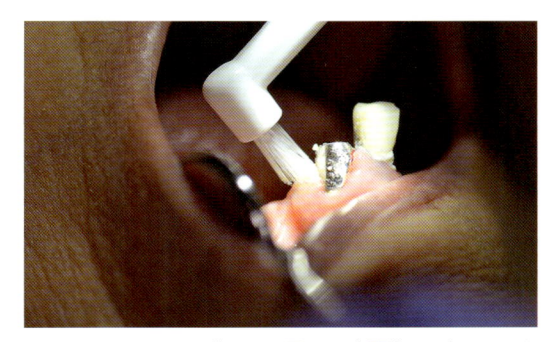

図 51　ワンタフトブラシを用いて歯頸部のプラークを除去した

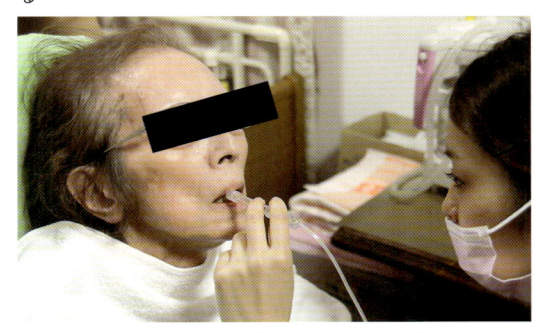

図 52　JMS 舌圧測定器（P.62, 63, 図 34）

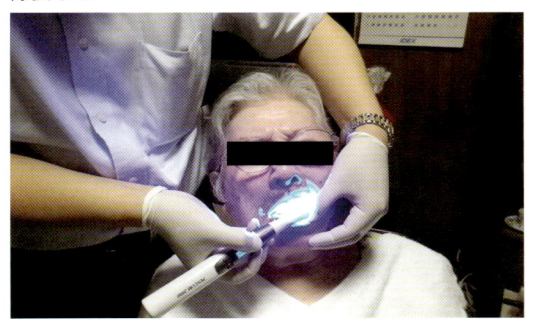

図 53　光照射器はコードレスの製品が便利だが，バッテリー残量は事前に確認する必要がある

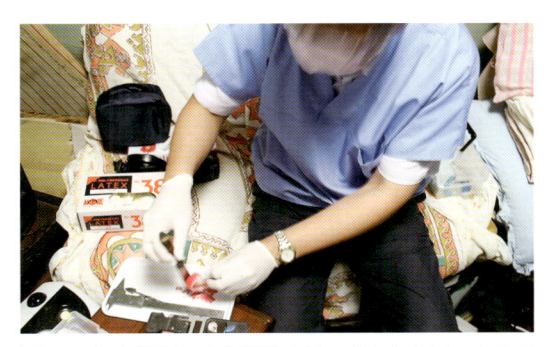

図 54　有床義歯の咬合採得では，溶かしたワックスで部屋を汚さないように注意する

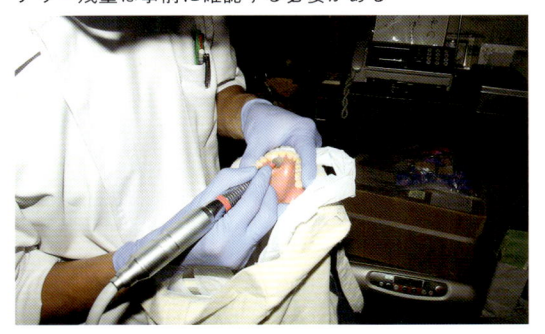

図 55　有床義歯の切削や研磨では特に削片などの飛散に注意する

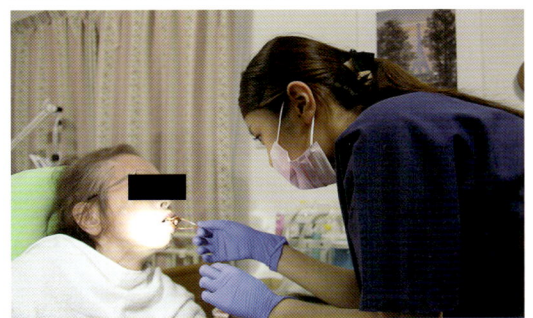

図 56　パタカラ（P.63, 図 30）により口唇周囲や舌の筋力回復を図る

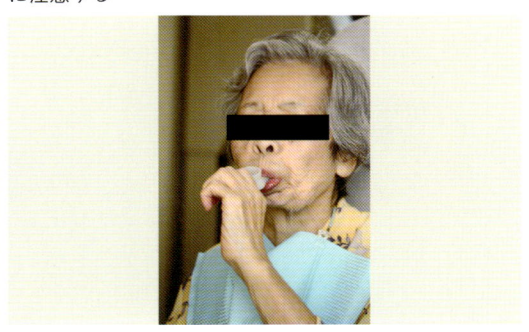

図 57　ラビリントレーナー（P.63, 図 31）により摂食嚥下の訓練を行う

🏠 さらなる診療内容の充実

　訪問診療が軌道に乗り，今後も継続する，またさらに拡大する見込みであればポータブルユニットや，ポータブルX線撮影装置などの購入を検討してもよいかもしれません．所有する器材が充実すると診療範囲が広がります．

　ポータブルユニットには通常，エアータービン，電気エンジン，超音波スケーラー，スリーウェイシリンジ，バキュームが付属しています．

　以下に，ポータブルユニットを用いたメタルクラウンの症例を示します．

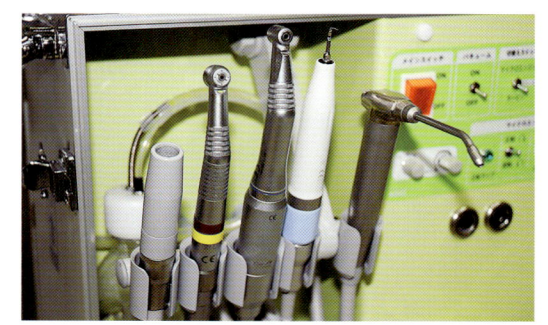

図58　ポータブルユニットには通常のユニットに付属している器具がコンパクトにまとめられている

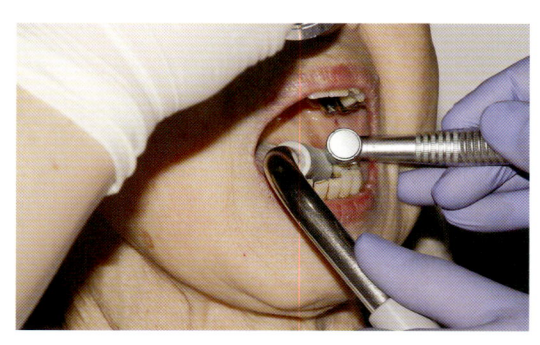

図59　ポータブルユニットのタービンを用いてメタルクラウンの支台歯形成を行った

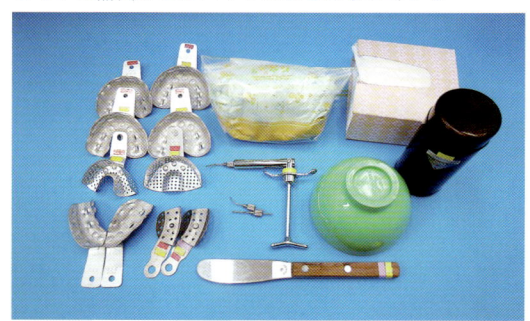

図60　持参した印象採得用具一式．魔法瓶の中には溶解した寒天カートリッジと熱めの湯が入っている

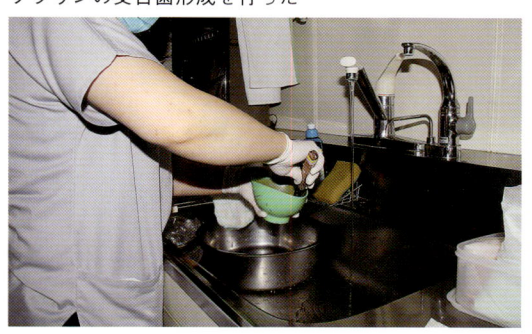

図61　キッチンを貸していただき，アルジネート印象材を練和した

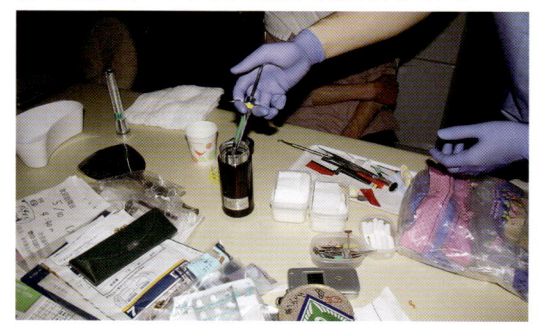

図62　寒天カートリッジをシリンジにセットし，再び湯につけておく

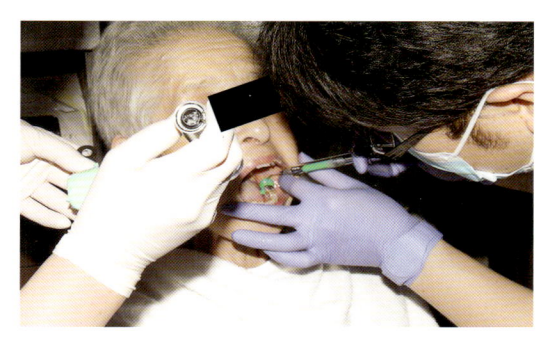

図63　寒天印象材を用いて支台歯の印象採得を行った．魔法瓶の湯の温度低下を考えると1回で成功させたい

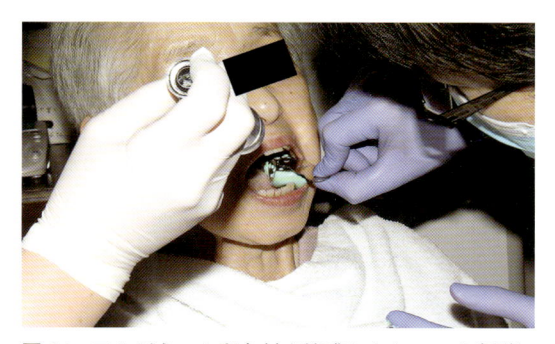

図64　アルジネート印象材を築盛したトレーを歯列に圧接した

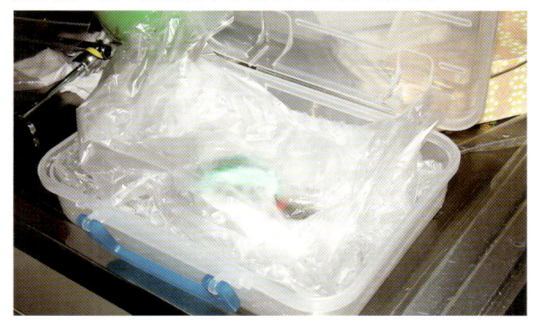

図65　歯列から撤去した印象材は湿ボックスがわりのビニール袋に入れて持ち帰り，帰院したらただちに石膏を注入する

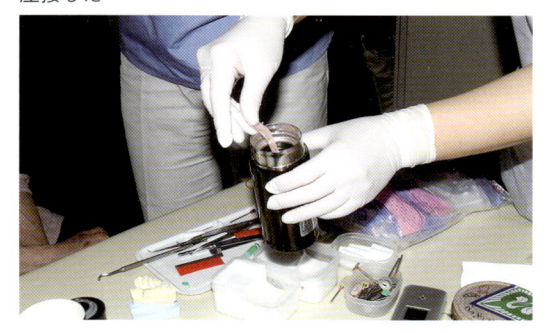

図66　魔法瓶の湯でワックスを軟化させ，咬合採得を行った．この日はこれで終了

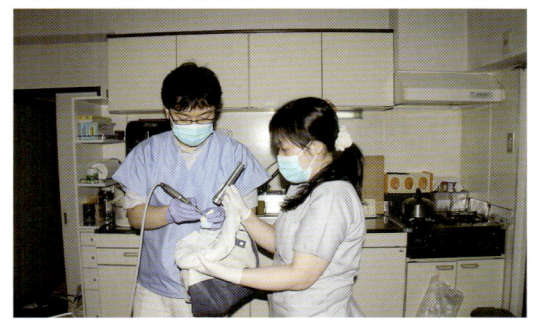

図67　後日，メタルクラウンの試適と咬合調整．メタルクラウンの調整と研磨は持参したビニール袋の中で行った

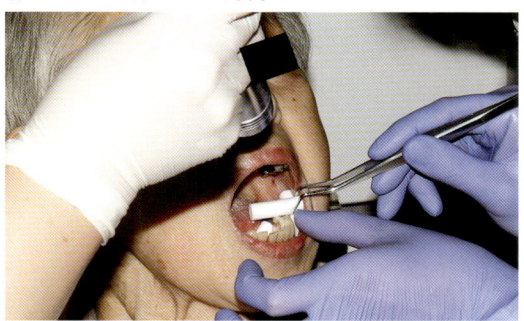

図68　装着の用意が整ったら支台歯周囲の簡易防湿を行う

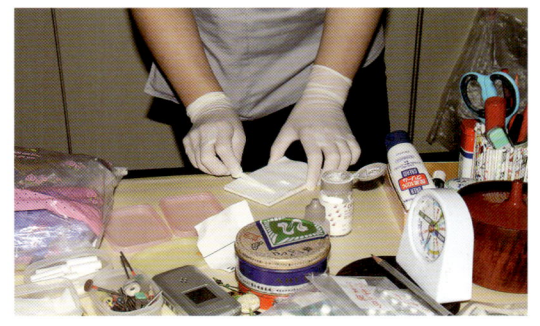

図69　お借りしているテーブル上でセメントを練和した

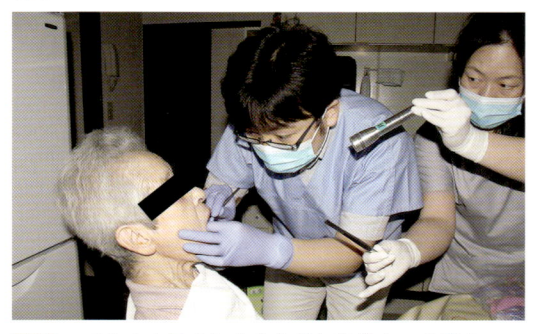

図70　メタルクラウンを支台歯に装着し，余剰セメントを除去して終了

第5編

全身疾患について知っておこう

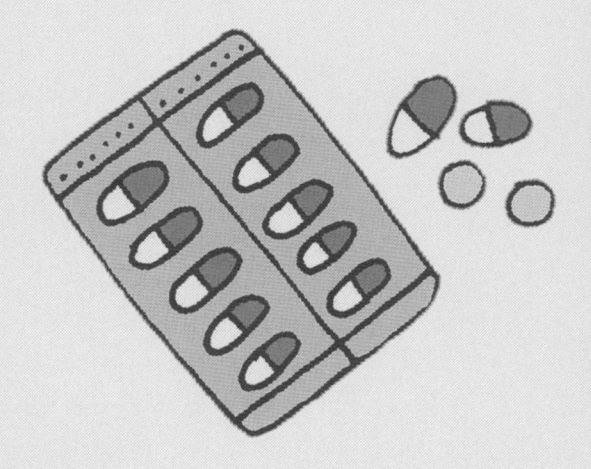

🏠 訪問診療と全身疾患

　訪問診療における患者さんの多くは高齢者でしょう．たとえば，日本では60歳代以上の7割近い人が高血圧であることからもわかるように，訪問診療の対象となる患者さんのほぼ全員がなんらかの全身疾患を有していると考えてまちがいないでしょう．

　しかし，それは外来患者として診療室を訪れる高齢者でも同じです．注意を怠ってはいけませんが，訪問診療だからといって全身疾患に関する過度の心配や多くの特殊な知識は必要ないでしょう．

🏠 事前の情報取得

　訪問診療先で医科の主治医が同席することはほとんどないでしょうが，ケアマネジャー，ヘルパー，訪問看護師，介護者またはご家族などは，患者さんが有する特定の全身疾患について非常に詳しい知識をもっている可能性は高いと思います．

　「●●の数値が先月は●で，今月は●なのですが大丈夫でしょうか？」と聞かれたときに，ある程度回答ができないと信用をなくしますし，相手が不安になります．

　その意味では多方面の医科的な知識を有していたほうがよいのですが，実際には難しい話です．

　しかし，心配はいりません．訪問診療にはあらかじめ情報を得ることができるという利点があるのですから……．訪問診療を依頼された時点から初診までの間に，患者さんの全身疾患の情報や検査数値を含むデータを受け取っておけばよいのです（図1）．

　お薬手帳のコピーをもらっておくだけでも，全身疾患の種類がわかります．最近は薬に添付される書類に，一般の人にもわかりやすいように薬の解説がされています．

　このように，事前に情報を得られるので，必要なことを予習することができるのです（P.99，図6参照）．これは，考え方によっては，どのような全身疾患を有する患者さんが来院するかわからない外来初診より安心といえるでしょう．

　2章から，簡単な内容の訪問診療（最大の侵襲でも自然脱落寸前の歯を抜歯する程度）に必要な「疾患基礎知識」について解説をします．

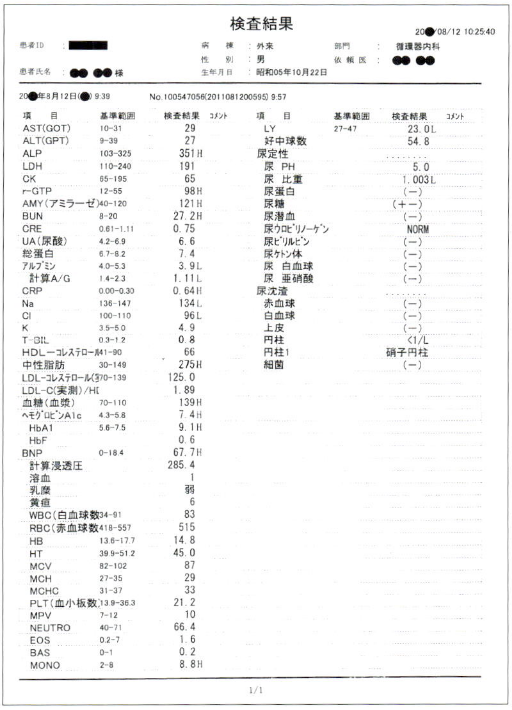

図1　事前にデータを受け取っておけば予習ができる

図2　救急受け入れ先を記したボードを作っておき，緊急時にすぐ連絡できるようにしておく

患者さんへの侵襲がさらに大きい診療を行う場合には，専門書で予習したり，医科主治医と対診したりするほうがよいでしょう．

🏠 緊急事態のために

過度な心配は必要ないと思いますが，訪問診療時は外来患者診療時より緊急事態が発生する可能性がやや高いかもしれません．

歯科診療と関係がなくても，急に容体が悪くなる可能性もあります．119番以外にも，緊急事態発生時に対処を相談できる主治医の連絡先を確認しておいたり，搬送可能な提携病院を調べておきましょう（図2）．

■ポイント

① 患者さん全員がなんらかの全身疾患を有すると考えたほうがよい．
② 家族などから，あらかじめ全身疾患に関する情報を得ることができる．
③ 必要な数値などは事前に調べてから診療に臨むことができる．

🏠 こんな病気

1. 狭心症

冠状動脈の狭窄によって，心筋の酸素消費量を満たすだけの冠状動脈血流を供給できないため，左前胸部に疼痛や圧迫感を生じる疾患です．

労作（運動）や精神的興奮時に発症するタイプと，夜間早朝の安静時に発症するタイプがあり，いずれも疼痛は5～10分持続し，下顎や左肩から左腕への放散痛を伴うことがあります．

発症時にはニトログリセリンの舌下投与（**図3**）や吸入スプレーが有効です．

2. 心筋梗塞

冠状動脈の閉塞により，その分布域の心筋が壊死した状態をいいます．

発症時の疼痛は，狭心症より強く，多くは冷汗，悪心，嘔吐，呼吸困難を伴い，30分以上持続します．

心筋梗塞の場合には，ニトログリセリンの投与は無効です．

🏠 訪問診療時の注意点

不安，緊張，恐怖などの精神的ストレスによる血圧上昇，頻脈，過呼吸が発作につながるので注意してください．

RPP（最高血圧 × 心拍数）が12,000以下になるように努め，抗血小板剤（バイアスピリン，プラビックス，パナルジンなど）や抗凝固剤（ワーファリン，プラザキサなど）を処方されているので，出血傾向に注意して施術します．

必要に迫られて簡単な観血的処置を行う場合でも，原則的に抗血小板剤や抗凝固剤の休薬や減薬は行いません．

局所麻酔が必要な場合には，エピネフリンなどの血管収縮剤含有麻酔薬により発作が誘発されやすいので，フェリプレシン（シタネストなど）の使用を検討します．

最近（特に6カ月以内）発作が起きた，以前より疼痛が強い，以前より疼痛持続時間が長い，また，頻回になってきた患者さんへの侵襲的な治療は避けます．

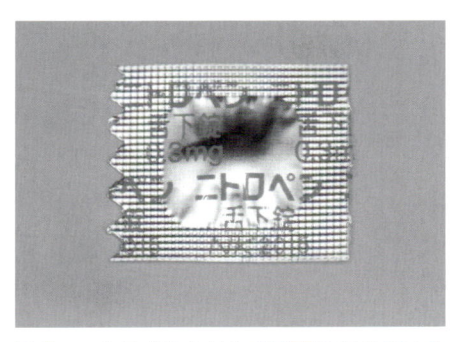

図3　ニトログリセリンの舌下投与に用いる
ニトロペン舌下錠

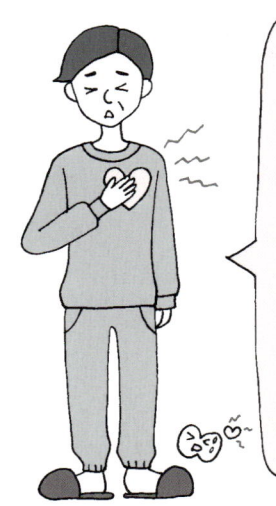

・精神的ストレスが発作につながる
・RPP が 12,000 以下になるように努める
・抗血小板剤や抗凝固剤を処方されているので，出血傾向に注意
・観血処置を行う場合でも，原則的に休薬や減薬はしない
・局所麻酔はフェリプレシンを使用
・発作が頻回な場合，侵襲的な治療は避ける
・発作が起きてしまったら，すみやかに救急搬送を依頼する　etc…

　狭心症の患者さんの場合，事前にニトログリセリンの所持を確認し，発作時にはただちに使用します．

　酸素吸入やバファリン（市販の鎮痛剤＝アスピリン）を臼歯で噛み砕くのも効果があります．

　狭心症の患者さんにニトログリセリンを使用したにもかかわらず，数分以内に症状が改善しない場合や，血圧低下や冷汗を伴う場合，または，心筋梗塞の既往のある患者さんに発作が発現した場合には，すみやかに救急搬送を依頼します．

🏠 その他の注意点

　ワーファリンを服用している方は血液凝固能（PT-INR＝プロトロンビン時間国際標準比）を記載したカードを所持していることがあります．この数値が大きければ，止血しないと考えて処置を選択します．

　抗菌剤や NSAIDs（ボルタレン，ロキソニンなど）はワーファリンの作用を増強させることがあるので投薬に注意してください．

■ポイント
　ワーファリン服用患者の血液凝固能（PT-INR）目標値は 1.6〜2.6（日本人高齢者の場合）．

89

🏠 こんな病気

虚血性である脳梗塞などと，出血性である脳出血とクモ膜下出血があります．脳梗塞の発症時間には「タイプ」があるのですが，日中に発症するタイプは突発的で，高度の意識障害と神経症状が発現しやすいとされています．

脳出血は，日中の活動時間に起こりやすく，しばしば意識障害を伴います．クモ膜下出血は，重篤な脳血管障害で，激しい頭痛と嘔吐ではじまり，意識障害に進展します．

これらに罹患経験のある患者さんは，一般的になんらかの後遺症（運動麻痺，知覚障害，構音障害，嚥下障害，意識障害など）を有しています．

🏠 訪問診療時の注意点

後遺症などによって食物の口腔内残留や唾液分泌の減少がある場合には，誤嚥性肺炎にもつながるため，口腔ケアを十分に行うことが必要です．上記の場合，治療や刺激により咀嚼運動を促し，唾液分泌や嚥下反射を誘発させることにより機能回復を図りましょう．

抗血小板剤（バイアスピリン，プラビックス，パナルジンなど）や抗凝固剤（ワーファリン，プラザキサなど）を処方されているので，出血傾向に注意します．

NSAIDs（ボルタレン，ロキソニンなど）で出血リスクが高まるので，アセトアミノフェン（カロナールなど）を処方したほうが安全です．

必要に迫られて簡単な観血的処置を行う場合でも，原則的に抗血小板剤や抗凝固剤の休薬や減薬は行いません．

発症から日が浅い患者さんや，再発を繰り返している患者さんに対する侵襲的な治療は避けます．

基礎疾患として，高血圧，糖尿病などの生活習慣病や，腎臓病を有する患者さんが多いので，それらについても状況を確認しておきましょう．

治療時には，麻痺側を下にした体位をとらないようにします．

構音障害を有する患者さんの場合には，痛い，苦しいといった訴えを速やかに得られるよう，意思の疎通方法を決めておくことも大切なポイントです（図4）．

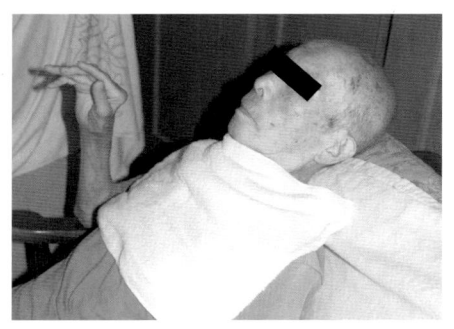

図 4　構音障害を有する患者さんの場合，手を上げるなどの意思疎通法を決めておき，事前に練習してもらえば患者さんも安心する

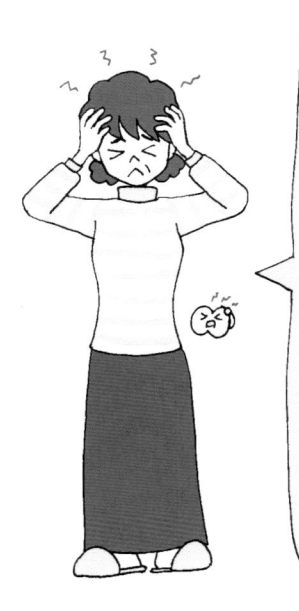

・後遺症などが誤嚥性肺炎につながるため，口腔ケアを十分に行う
・抗血小板剤や抗凝固剤を処方されているので，出血傾向に注意
・アセトアミノフェンを処方したほうが安全
・観血処置を行う場合でも，原則的に休薬や減薬はしない
・発症が最近，そして再発を繰り返している場合，侵襲的治療は避ける
・治療時には，麻痺側を下にした体位はとらないようにする
・局所麻酔はフェリプレシンを使用
・急な症状が発生したらすみやかに救急搬送を依頼する　　etc…

　高血圧の患者さんの場合には，緊張，不安，疼痛，長時間の診療などは血圧上昇を招くので，それらの軽減を図り，局所麻酔においてはフェリプレシン（シタネストなど）の使用を検討します．

　急な半身麻痺，感覚障害，言語障害，意識障害，視力障害，めまい，激しい頭痛などが発症したらすみやかに救急搬送を行います．

　たとえば，急な顔面神経麻痺（笑ってもらうと表情が左右非対称になる），上肢の脱力（両腕を前方に水平にあげてもらい，それが維持できるか），言語障害のうち一つ症状を認めれば 72％，三つの症状を認めれば 85％の確率で発症しているので，躊躇しないで救急搬送を依頼します．

🏠 こんな病気

インスリン作用不足に基づく慢性の高血糖状態を呈する病気で，１型と２型があります．

それぞれの特徴は以下のとおりです．

1．1型糖尿病

自己免疫機序によるインスリンの分泌量低下によるもので，若年者に発症し，体型は一般的にやせ型で，インスリンの皮下注射を行っています（インスリンは胃酸で分解されるため服薬ではない）．

2．2型糖尿病

１型以外の機序でのインスリン分泌障害とインスリン抵抗性の上昇によるもので，中年期〜高齢者に多く，一般的に肥満型で，経口血糖降下剤を使用しています．

それぞれ，遺伝因子と環境因子（生活習慣）が関与しています．

初期は無症状ですが，高血糖状態が続くと，網膜症，腎症，神経障害，動脈硬化，感染抵抗性の低下などの合併症を生じます．

治療法としては食事療法，運動療法，内服薬療法，インスリン療法などがあります．

🏠 訪問診療時の注意点

インスリン療法，経口血糖降下剤服用中は，低血糖症状（脱力感，手の震え，動悸，冷汗，視力障害，意識レベルの低下）を起こすことがあります．ブドウ糖が不足すると脳に危険が及ぶため，低血糖症状には注意が必要です．

低血糖状態発現時は，意識レベルが高ければ糖質（ジュースなどでよい）の経口投与を試みますが，嚥下が不確実であれば救急搬送を行います．

診療中の低血糖症状を避けるために，低血糖症状が発現しやすい時間帯を家族などから聞き，また昼食前や夕食前には予約を入れないほうが安全です．

抜歯など感染の危険を伴う処置を行う場合は，前日から抗菌剤を投与しましょう．ただし，ニューキノロン系抗菌剤（タリビット，クラビットなど）により，まれに低血糖状態が発現することがあります．

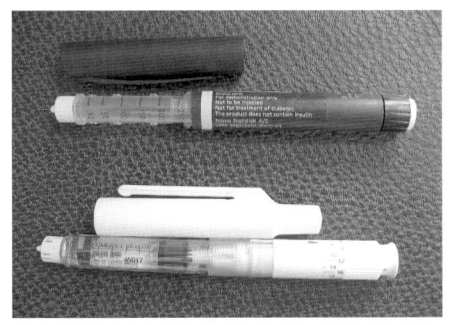

図5　インスリン注射をしている場合もある

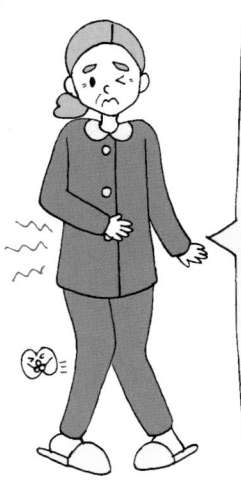

・低血糖症状には注意が必要
・低血糖状態発現時は意識レベルが高ければ糖質の経口投与を試みるが，嚥下が不確実であれば救急搬送を行う
・診療中の低血糖症状を避けるために昼食前や夕食前には予約を入れないほうが安全
・感染の危険を伴う処置の場合は，前日から抗菌薬を投与する
・抗血小板剤や抗凝固剤を処方されている場合は出血傾向に注意 etc

表1　血糖コントロールの指標／日本糖尿病学会：2016-2017.

	正常型	糖尿病型	
HbA1c	6.0 未満	6.5 以上	(NGSP 値：%)
空腹時血糖値	110 未満	126 以上	(mg/dl)
食後2時間の血糖値	140 未満	200 以上	(mg/dl)

HbA1c：ヘモグロビンエーワンシー：1カ月間の平均血糖値を反映した値
正常型と糖尿病型の間は境界型

　NSAIDs（ボルタレン，ロキソニンなど）の投与は，必要最小量とします．

　動脈硬化症の合併が多く，抗血小板剤（バイアスピリン，プラビックス，パナルジンなど）や抗凝固剤（ワーファリン，プラザキサなど）を処方されている場合は，出血傾向に注意が必要です．

　抜歯により糖尿病が改善する場合もありますが，内科主治医との十分な連携，あるいは病院歯科への紹介を行ったほうがよいでしょう．

🏠 こんな病気

きわめて頻度が高い生活習慣病で，60歳代以上の7割近くの人が罹患しています.

高血圧の90％以上は，原因が特定できない（腎疾患などに由来しない）いわゆる本態性高血圧で，遺伝因子と環境因子（食塩過剰摂取，肥満，喫煙など）により発症するとされています.

自覚症状に乏しいのですが，心肥大，腎障害，脳血管障害，動脈硬化症などを合併します．高血圧は脳血管障害のもっとも重要な危険因子といえます.

120/80 mmHg未満が至適血圧とされていますが，正常血圧は120～129/80～84 mmHg未満と定められています（高血圧治療ガイドライン．2014）.

高血圧の定義（数値）は，ときどき変更になるので，学会のHPなどで毎年確認しておきましょう.

🏠 訪問診療時の注意点

患者さんによって血圧が安定する時間が異なる場合があるので，周囲に確認し，血圧が安定している時間帯に治療を行うのが望ましく，緊張（いわゆる白衣高血圧），不安，疼痛，長時間の診療などは血圧上昇を招くので，それらの軽減を図るよう努めましょう.

治療中は適宜声をかけ，患者さんの意識を確かめます．また，降圧剤を服用し忘れていると血圧の変動が大きくなるため，服用についても確認しましょう.

過度の血圧上昇による頭痛，嘔吐を認めたら，アダラートカプセルに針で穴をあけて中身をコップに溶かしたものを，数分ごとに血圧を測定しながら，一口ずつ飲ませます.

高血圧には合併症が起きていることが多く，抗血小板剤（バイアスピリン，プラビックス，パナルジンなど）などを服用していることも考えられるので，薬剤名を確認して，合併症についての把握が必要です.

可能であれば，術前の血圧を測定し，カルテに記入しておきましょう.

もし，平均血圧（血圧の平均ではない）を表示できるモニターがあるなら，150 mmHgを超えないように注意します（超えると脳血流量が増加）.

表 2　成人における血圧値の分類（mmHg）

	分類	収縮期血圧		拡張期血圧
正常域血圧	至適血圧	＜120	かつ	＜80
	正常血圧	120–129	かつ / または	80–84
	正常高値血圧	130–139	かつ / または	85–89
高血圧	Ⅰ度高血圧	140–159	かつ / または	90–99
	Ⅱ度高血圧	160–179	かつ / または	100–109
	Ⅲ度高血圧	≧180	かつ / または	≧110
	（孤立性）収縮期高血圧	≧140	かつ	＜90

（日本高血圧学会：高血圧治療ガイドライン 2014 より）

　局所麻酔が必要な場合は，エピネフリンなどの血管収縮剤を含まない麻酔薬（シタネストなど）の使用を検討してください．

　180/110 mmHg 以上（**表 2**，Ⅲ度高血圧）の患者さんに対する観血的処置は，病院歯科に依頼したほうがよいと思います．

🏠 その他の注意点

　降圧剤としてカルシウム拮抗剤（ノルバスク，アダラート L，アダラート CR など）を長期間服用していて，しかも残存歯のプラークコントロールが不十分な場合は，著しい歯肉増殖が生じることがあります．

　降圧剤として β 遮断剤（テノーミン，アーチストなど）を服用していると，扁平苔癬がみられることがあります．

　降圧剤として降圧利尿剤（ナトリックス，フルイトラン，ラシックスなど）を服用している場合は，セフェム系抗菌剤の腎毒性が増強されるとされています．

　NSAIDs（ボルタレン，ロキソニンなど）により，降圧剤としての ACE 阻害剤（レニベース，タナトリルなど），降圧利尿剤（ナトリックス，フルイトラン，ラシックスなど）の効果が減弱されることがあるので，使用薬の種類を確認して，投薬に注意しましょう．

■ポイント
　正常値　120〜129/80〜84 mmHg（未満）
（日本高血圧学会：高血圧治療ガイドライン 2014）．

🏠 こんな病気

　脳の血管が破れたり，神経細胞が減少したりすることにより，保たれていた知能が低下する疾患です．

　歯の喪失をアルツハイマー型認知症の危険因子とする報告や，咀嚼機能の回復（有床義歯の装着など）により，身体機能，精神機能が回復したとの報告があります．

　各臓器の生理機能の低下などにより，合併症を有している場合があります．

🏠 訪問診療時の注意点

　患者さんによって状態が大きく異なるので，介護者から情報を収集しましょう．

　他の全身疾患以上に，介護者の治療時の同席が重要です．

　ご本人への確認がとれないことが多いので，介護者に合併症の有無や服薬を確認します．

　不安感を除去するために，声をかけたり，スキンシップを図ったりし，まず信頼関係を構築することが重要です．

　また，長時間の診療は困難な場合があるため，診療の効率化を図ること，病態によっては，器具や危険物を患者さんの手の届く範囲に置かないことも，安全のために大切なことです．

　そのほか，急な動きに注意すること，手を噛まれないように注意すること，拒否，暴言，暴力，興奮などを予想しておくことが求められます．

　上記のような症状があり，しかも治療が必須であれば，鎮静薬の投与を依頼する場合もあります．

　抗精神病薬が処方されている患者さんについては，過度の鎮静，嚥下障害，それに伴う異物の気管内吸引に注意が求められます．

　患者さんへの無理な要求は避け，受容的態度で，かつ患者さんのプライドを損なわないように心がけましょう．

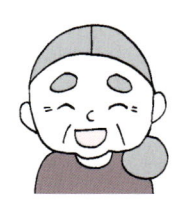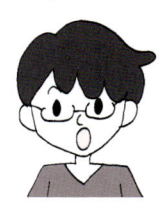

7章

喘

息

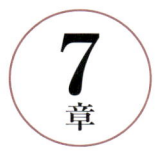 こんな病気

わが国の喘息有病率は約9％で，発作性の呼吸困難，喘鳴（ぜんめい：ヒューヒューという呼吸），咳，胸苦しさなどが症状としてあげられます．

これらは夜間から明け方に現れ，増悪すれば日中も持続することがあります．NSAIDs（ボルタレン，ロキソニンなど）によって喘息発作が誘発され，特に注意が必要なアスピリン喘息があります．

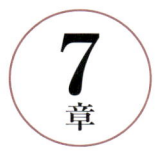 訪問診療時の注意点

喘息の患者さんは，ほかにもアレルギー（手袋のラテックスアレルギーなど）を有している場合が多いので，確認が必要です．

また，発作が起きたときに使用する吸入薬を所持しているか，患者さんや介護者に確認しておきます．

不安・恐怖などの精神的ストレス，疼痛，気温の変化，水の誤嚥などが発作を誘発することがあり，気管が敏感になっているので，FC，CC，ユージノール，レジンモノマー，切削粉塵などを吸引させない配慮が求められます．

服薬によってはエピネフリンにより不整脈を起こす場合があるので，麻酔が必要な場合には，フェリプレシン（シタネストなど）の使用を検討します．

アスピリン喘息は潜在していることがあるので，NSAIDs（ボルタレン，ロキソニンなど）の使用歴を問診すべきです．

また，慢性副鼻腔炎や鼻ポリープは，アスピリン喘息に合併しやすいので，潜在アスピリン喘息を発見する手がかりとなるとされています．

アスピリン喘息の患者さんへのNSAIDs（ボルタレン，ロキソニンなど）の使用は禁止で，不明な場合も処方は避けたほうがよいでしょう．

アセトアミノフェンのうちキョーリンAP2，ペントイルは比較的安心して処方できますが，カロナールは完全には安心できないとされています．

口腔内の刺激によっても発作が起こることがあるため，発作が頻発している場合には治療は避けます．

8章

骨粗鬆症とビスフォスフォネート使用患者

🏠 こんな病気

骨量が減少し，骨の微細構造が崩壊し，易骨折状態となった疾患です．脊椎のX線撮影による椎体骨折の有無と，骨密度検査により診断が行われます．

明らかな原因疾患や原因薬剤によって起こる続発性の骨粗鬆症もありますが，多くは原発性の骨粗鬆症であり，その9割ほどが閉経後の女性です．

治療にはさまざまな薬が使用されますが，投薬の目的は骨折の予防です．

🏠 訪問診療時の注意点

軽微な外力で骨折を起こすので，転倒や打撲に注意します．脊椎の変形や腰痛がある場合は体位を考慮し，長時間の診療を避けます．

ビスフォスフォネート（BP）製剤の使用の有無と静注，内服の区別，使用期間を確認します．BP製剤の内服期間が3年以上，静注では1年未満でも，観血処置に伴う顎骨壊死の危険性が高いとされています．

BP製剤の内服の場合，休薬により観血的処置は可能であるとの見解もありますが，訪問診療では骨に侵襲が及ぶような抜歯や深部の歯石除去などは避けたほうがよいでしょう．

BP製剤使用者では，有床義歯の不適合による褥瘡からも顎骨壊死が起こる可能性がありますので，被覆歯肉が薄い部位や骨の鋭縁部などに注意します．

🏠 その他の注意点

NSAIDs（ロキソニン，インダシン，ハイペンなど）がすでに処方されている場合があるため，鎮痛剤処方時には追加による過剰投与に注意します．

原発性の骨粗鬆症のみでなく，膠原病に対するステロイド治療による骨粗鬆症予防のためにBP製剤を内服していることもあるので注意します．悪性腫瘍の転移によりBP製剤を使用している場合もあります．

BP製剤を静注するのは悪性腫瘍の治療のためでしたが，最近では骨粗鬆症に対しても注射使用する場合があるので，服薬に関してのみの問診やお薬手帳のみによる確認では使用を見逃す可能性があります．

・軽微な外力で骨折を起こすので，転倒や打撲に注意
・脊椎の変形や腰痛がある場合は体位を考慮し，長時間の診療は避ける
・ビスフォスフォネート製剤の使用の有無と静注，内服の区別，使用期間を確認する
・ビスフォスフォネート製剤を使用中の場合には，骨に侵襲が及ぶ処置は避けたほうがよい　　etc…

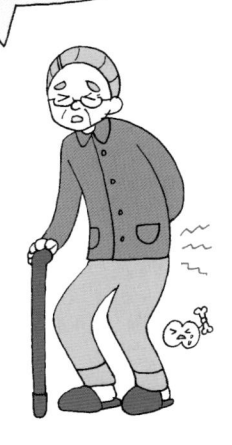

表3　ビスフォスフォネート製剤名

内服薬	ボナロン，フォサマック，ベネット，アクトネル，リカルボン，ボノテオ，ダイドロネルなど
静注薬 （対悪性腫瘍）	ゾメタなど
皮下注射 （対骨粗鬆症）	ランマークなど

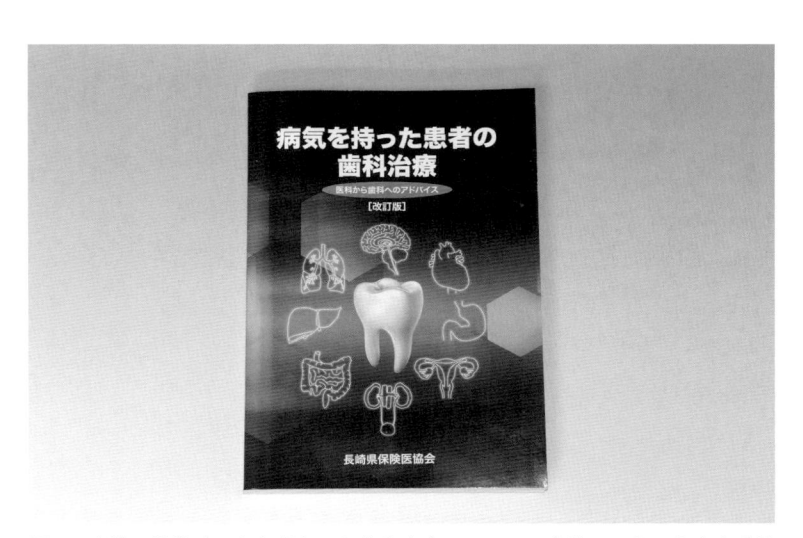

図6　本稿の執筆時にも参考とした全身疾患についての書籍．こうした本を手元に用意しておこう（原田知行ほか編：病気を持った患者の歯科治療．長崎県保険医協会，2017.）

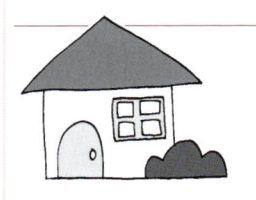

訪問診療に携わってみて

🏠 患者さんやご家族は私たちを待っていてくださっていると思います

山口弘志（歯科医師）

　訪問診療をはじめようと思われている諸先生方に，出かけていくためのきっかけとなる本を目指しました．

　訪問診療をはじめるにあたり，何が必要なのか？　行ってみるとなかなか思うようにいかない点，わからない点もたくさんありました．そんな私たちの経験したとまどいや悩みについて記しました．これからスタートされる方々にとって少しでも参考となれば幸いです．

　いままで何年も通ってきていただいていた患者さんがご高齢や病気のために通院が不可能になったとき，主治医に訪問してもらえることをご本人もご家族も待っておられると思います．まずは，そのような患者さんのところからはじめるとよいと思います．歯科医師に来てほしいと思っている患者さん，そのご家族，医師やケアマネジャーはたくさんいます．訪問歯科を行う歯科医師が増えることを願っています．

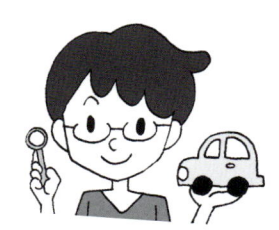

🏠 訪問診療について歯科衛生士として思うこと

筋野真紀（歯科衛生士）

　自分の歯を保つことの大切さが，一般の方にも広まってきています．当医院でも，たくさんのメインテナンスの患者さんがおられ，私もメインテナンスを通して，長いお付き合いをさせていただいています．

　日々メインテナンスに携わるなかで，「この患者さんが通院できなくなったら……」と考えることが多くなってきました．実際，ご本人が「通えなくなったらどうしよう．自分でしっかり歯磨きできなくなったらどうなってしまうのだろう」といった不安を口になさることも少なくありません．

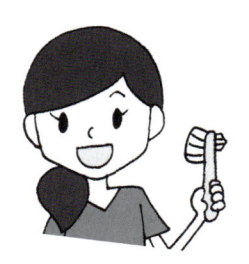

　以前は，そうした患者さんの不安を解消するような言葉が見つからず，悩むことがありましたが，いまは「もしそのようなときがきても，私たちがお宅に伺いますから大丈夫ですよ」と自信をもってお答えすることができます．

　訪問診療を行う体制が整っていることで，

患者さんが安心してくださる．それが医院への信頼につながるというのはもちろんです．

そしてそれは，患者さんの口腔内を健康に保つため，常に一所懸命取り組んでいる歯科衛生士にとっても，大変幸せなことです．長い間，患者さんとともに大切にしてきた歯が，ケアできなくなることで苦痛や心配につながるとしたら，とても悲しいことだからです．

私たちは，人間にとって健康な口腔内を保つことがどんなに大切かを知っています．いま，訪問診療を必要とされている患者さんが思った以上に多く，お宅に伺えば私たちにできることがたくさんあるということも実感しています．また，「いずれ自分たちが訪問診療を受ける立場になるとしたら……」と考えれば，なおさら，もっともっと十分な環境づくりに取り組まなければならないと切実に感じています．

🏠 訪問診療事務を担ってきました

内山青子（受付事務）

平成 22 年の初秋から，本格的な訪問診療へ船出した当院の請求事務にかかわってきました．当初は月に数件だった訪問診療が，現在は150 件を超え，月に 180 人以上の方々の訪問診療を担うチームに育ちました．

事務担当者としてはさまざまな講習会，参考書から，請求事務の方法を学んできましたが，断片的，複雑な説明や，請求書式などにとまどう日々でした．一般診療の請求とは異なり，介護保険への請求が加わる訪問診療の請求……．訪問診療の流れのなかで必要な文書作成や請求方法を単純明快に導いてくれる本があればと何度となく思いました．暗中模索，試行錯誤のすえに，なんとか軌道にのせることができました．

現場から感じることは，生活の場で歯科医療を必要としている方々は大勢いらっしゃるということです．敬遠されがちな訪問診療事務へのハードルが少しでも低くなり，歯科の力を必要としている患者さんのために，今後訪問診療に携わるチームが増えることを願っています．

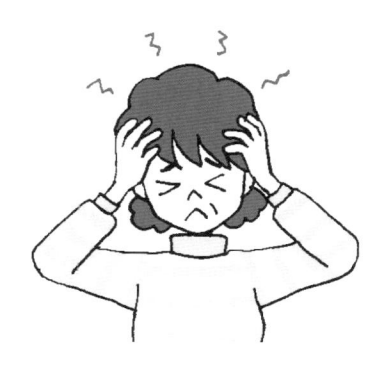

【編著者略歴. ＊：編著代表】

高橋英登＊
1977年　日本歯科大学卒業
　　　　同大学歯科補綴学教室第Ⅱ講座入局
1979年　東京都杉並区にて井荻歯科医院開業
1985年　歯学博士
1987年　日本歯科大学歯学部講師（～2000年）
2007年　東京都杉並区歯科医師会会長
2011年　日本歯科大学客員教授
2013年　東京都歯科医師連盟会長
2015年　日本歯科医師連盟会長
〒167-0023　東京都杉並区上井草1-31-3
井荻歯科医院

岩部弘昌
1994年　日本歯科大学卒業
　　　　同大学歯科補綴学教室第Ⅱ講座入局
2001年　井荻歯科医院勤務

山口弘志
2005年　日本歯科大学卒業
2005年　井荻歯科医院勤務

遠山佳之
1986年　日本歯科大学卒業
　　　　同大学歯科補綴学教室第Ⅱ講座入局
1992年　歯学博士
　　　　静岡市・遠山歯科医院勤務
1994年　静岡山水歯科衛生士専門学校講師
1996年　日本歯科大学臨床講師（～現在）
2015年　専門学校中央医療健康大学校講師
〒420-0039　静岡市葵区上石町7-3
遠山歯科医院

坂入大介
2016年　東京歯科大学卒業
2018年　井荻歯科医院勤務

【著者所属】岩田美穂子，松浦由佳，岩間さおり：井荻歯科医院勤務

Welcome to Dental Office

まずは行ってみよう！　一般開業医のための訪問歯科診療入門　第2版
ISBN978-4-263-44534-1

2013年8月1日　第1版第1刷発行
2017年11月10日　第1版第4刷発行
2018年9月25日　第2版第1刷発行

編著者　高　橋　英　登
　　　　岩　部　弘　昌
　　　　山　口　弘　志
　　　　遠　山　佳　之
　　　　坂　入　大　介
発行者　白　石　泰　夫

発行所　医歯薬出版株式会社

〒113-8612　東京都文京区本駒込1-7-10
TEL.（03）5395-7638（編集）・7630（販売）
FAX.（03）5395-7639（編集）・7633（販売）
https://www.ishiyaku.co.jp/
郵便振替番号　00190-5-13816

乱丁，落丁の際はお取り替えいたします　　　印刷・教文堂／製本・皆川製本所
© Ishiyaku Publishers, Inc., 2013, 2018. Printed in Japan

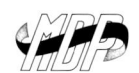

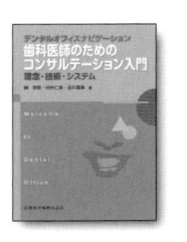
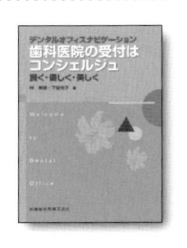
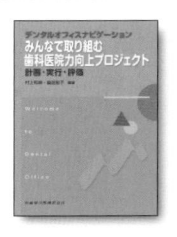
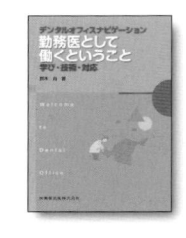
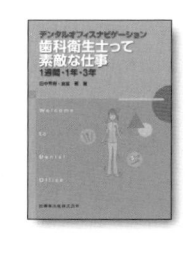
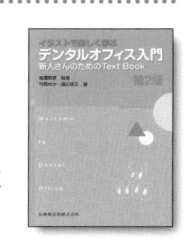
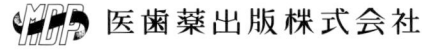